老年生活照料

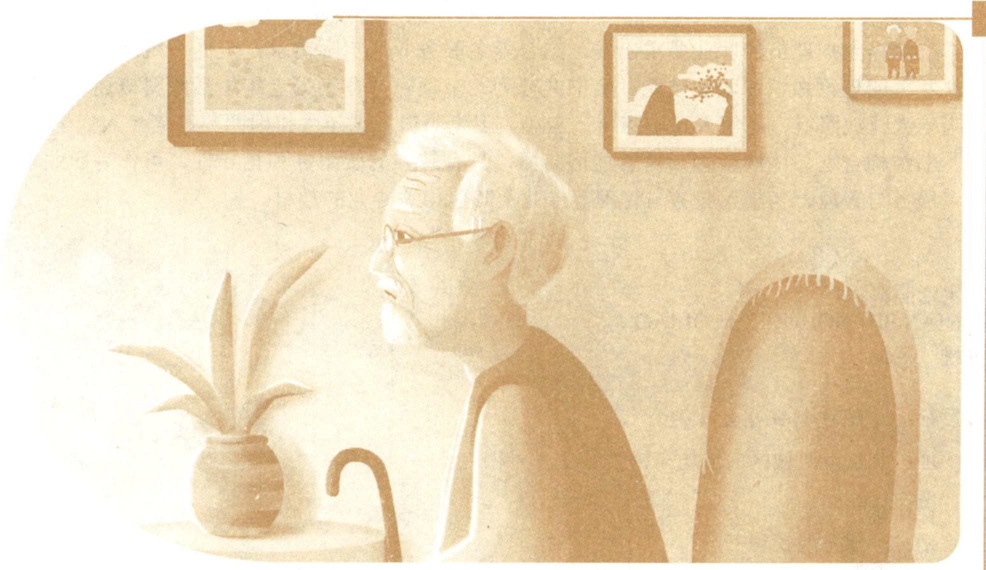

主编　普继雄

中国建材工业出版社
北　京

图书在版编目（CIP）数据

老年生活照料 / 普继雄主编. -- 北京 : 中国建材
工业出版社, 2024.7
ISBN 978-7-5160-4028-7

Ⅰ. ①老… Ⅱ. ①普… Ⅲ. ①老年人－家庭－护理－
职业教育－教材 Ⅳ. ①R473.2

中国国家版本馆 CIP 数据核字(2024)第 023584 号

内 容 提 要

本书从养老护理员的职业要求出发，结合养老服务业的实际需求，全面系统地介绍了与老年人生活照料相关的理论知识和职业技能。全书共分为七个项目，分别为老年生活照料概述、老年人饮食照料、老年人睡眠照料、老年人穿着照料、老年人卫生照料、老年人排泄照料、老年人安全出行照料。

本书结构合理，体例新颖，内容通俗易懂，具有较强的实用性和指导性，可作为职业学校智慧健康养老服务与管理、老年人服务与管理等专业及其他相关专业的教材。

老年生活照料
LAONIAN SHENGHUO ZHAOLIAO
普继雄　主编

出版发行：中国建材工业出版社
地　　址：北京市西城区白纸坊东街 2 号院 6 号楼
邮　　编：100054
经　　销：全国各地新华书店
印　　刷：三河市悦鑫印务有限公司
开　　本：787 mm×1092 mm　1/16
印　　张：11
字　　数：250 千字
版　　次：2024 年 7 月第 1 版
印　　次：2024 年 7 月第 1 次
定　　价：39.80 元

本社网址：www.jccbs.com，微信公众号：zgjcgycbs

本书编委会

主　审　刘则杨

主　编　普继雄

副主编　李寿兰　白　东　罗清平

参　编　赵　倩　汤　蕊

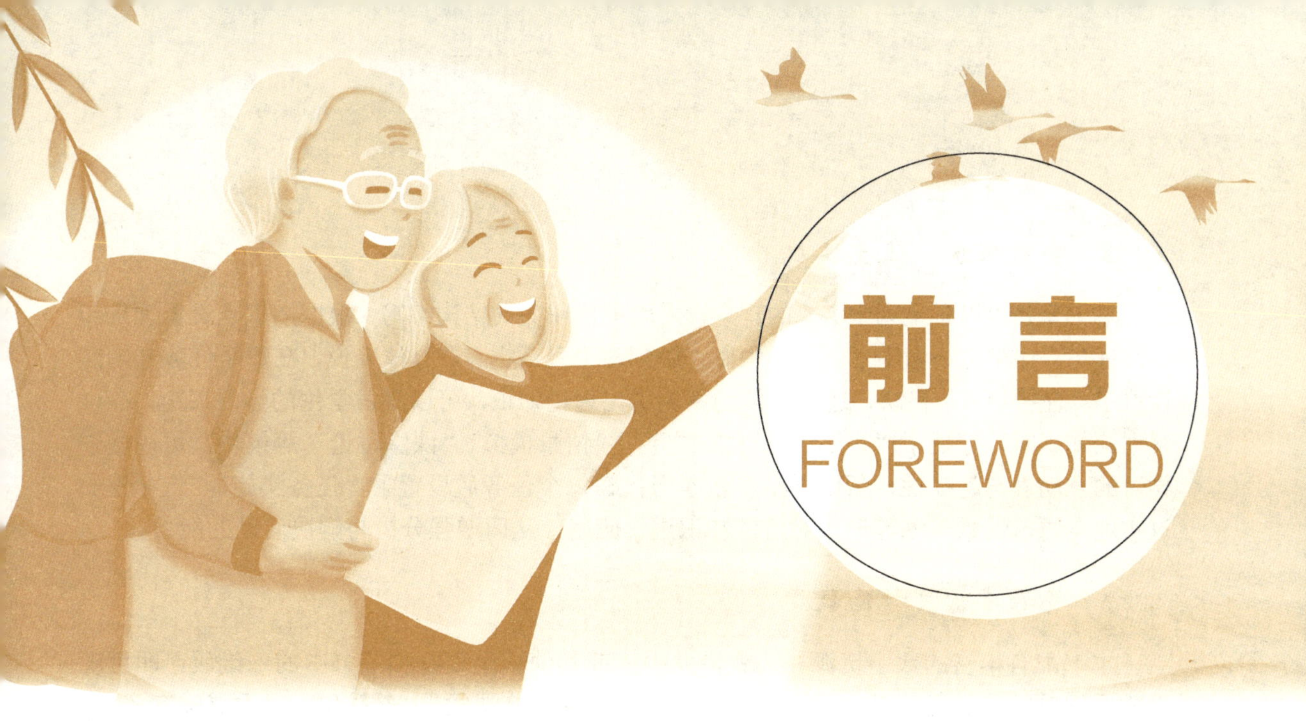

前言

FOREWORD

随着经济社会的发展和医疗水平的提高，我国居民的平均寿命不断延长，老年人口的比例逐渐增加。据预测，到2035年前后，我国60岁及以上老年人口将突破4亿，在总人口中占比超过30%，我国将进入重度老龄化阶段。人口老龄化进程的加快，使得整个社会对养老服务的需求持续增加。党的二十大报告指出，要实施积极应对人口老龄化国家战略，发展养老事业和养老产业，优化孤寡老人服务，推动实现全体老年人享有基本养老服务。

要想推动养老事业和养老产业快速、高质量发展，加快养老服务人才队伍建设是关键。然而，目前我国养老服务人才队伍存在总量不足、专业化水平不高等问题。为了守护最美"夕阳红"，培养一支德技兼备的高素质养老服务人才队伍，编者组织行业专家，在广泛借鉴国内外最新研究的基础上，精心编写了本书。

1 立德树人，德技并修

育人的根本在于立德。本书有机融入党的二十大精神，积极践行"立德树人，德技并修"的育人理念，在每个项目前设置了"素质目标"，并在正文中穿插了"敬老爱老"模块，将尊老、敬老、孝老、爱老传统美德，爱岗敬业精神，科技助老理念等融入课程教学中，做到显性教育与隐性教育结合，潜移默化地培育学生的道德品质和人文精神，实现全员、全程、全方位育人，培养有理想、有追求、有担当，符合新时代社会主义建设要求的人才。

2 校企合作，职业引领

为了突出本书的实用性和适用性，编者在编写本书时坚持"以就业为导向"，不仅与多所职业院校养老服务与管理相关专业的教师就本书的核心内容、体例设计等进行了深入交流，还走访了多家养老机构，向养老护理员了解老年人饮食照料、睡眠照料、穿着照料、卫生照料、排泄照料、安全出行照料等方面的专业知识和技能，并将其有机融入本书中，以帮助学生更好地学习专业知识、提高专业技能，为将来走上工作岗位打下坚实的基础。

3 全新理念，注重实践

本书坚持“以学生为中心”的理念，采用项目任务式结构编写，根据知识点设置项目和学习任务，让学生在做中学、在学中做，做到理论联系实际。具体来说，在每个任务开始前设置了“任务导入”模块，通过具体的案例引出理论知识，可以激发学生的学习兴趣；在讲解理论知识时，穿插了“小贴士”“知识之窗”“情景模拟”“课堂讨论”等模块，可以增强学习的互动性与趣味性，帮助学生轻松学习；在每个任务后设置了“任务实施”，让学生通过实地走访、情景演练等形式对所学知识进行应用，从而增强分析与解决问题的能力。

4 资源丰富，智能教学

本书配有丰富的数字资源。读者借助手机或其他移动设备扫描书中的二维码，即可观看微课视频。读者还可以登录文旌综合教育平台“文旌课堂”，查看和下载本书配套资源，如优质课件、教案、课后习题答案等。读者在阅读过程中有任何疑问，都可以登录该平台寻求帮助。

此外，本书还提供了在线题库，支持“教学作业，一键发布”，教师只需通过微信或“文旌课堂”App 扫描扉页二维码，即可迅速选题、一键发布、智能批改，并查看学生的作业分析报告，从而提高教学效率，提升教学体验。学生可在线完成作业，巩固所学知识，提高学习效率。

5 内容权威，来源可靠

编者在编写本书的过程中，参考了许多由我国权威机构发布的相关文件，如《养老护理员国家职业技能标准（2019 年版）》、《养老机构生活照料服务规范》（MZ/T 171—2021）、《中国居民膳食指南（2022）》、《老年人跌倒干预技术指南》等，以保证全书内容有据可依。

本书由刘则杨担任主审，普继雄担任主编，李寿兰、白东、罗清平担任副主编，赵倩、汤蕊参与编写。由于编者水平有限，书中难免存在疏漏与不妥之处，诚请广大读者批评指正。

特别说明：

（1）编者在编写过程中参考了大量资料并引用了部分文章和图片等。大部分引用的资料已获授权，但由于部分资料来自网络，未能确认出处，也暂时无法联系到原作者。对此，我们深表歉意，并欢迎原作者随时与我们联系，我们将按规定支付酬劳。

（2）本书没有注明资料来源的案例均为编者自编或根据真实事件改编。

本书配套资源下载网址和联系方式

网址：https://www.wenjingketang.com

电话：400-117-9835

邮箱：book@wenjingketang.com

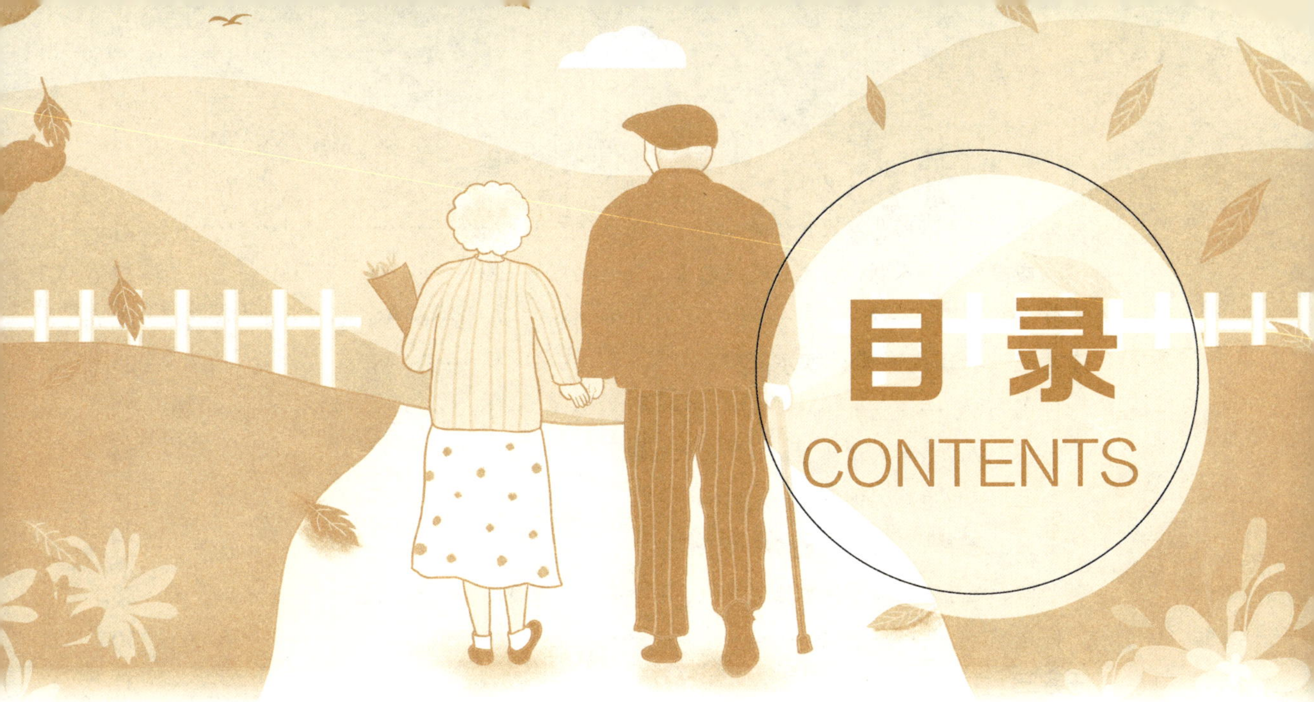

目录 CONTENTS

项目一 老年生活照料概述 …… 1

任务一 了解老年生活照料的基础知识 …… 2

任务导入 …… 2

一、我国的养老模式 …… 3

二、老年人的生理和心理特点 …… 4

任务实施 …… 6

任务二 了解养老护理员 …… 7

任务导入 …… 7

一、养老护理员概述 …… 8

二、养老护理员职业守则 …… 8

三、养老护理员职业要求 …… 10

任务实施 …… 13

项目自评 …… 13

学习成果评价 …… 14

项目二 老年人饮食照料 …… 15

任务一 了解老年人饮食照料的基础知识 …… 16

任务导入 …… 16

一、老年人对七大营养素的需求 …… 17

二、老年人膳食指南 …… 20

三、老年人的基本饮食分类 …… 21
四、为老年人制作膳食应遵循的原则 …… 22
任务实施 …… 22
任务二　老年人进食、饮水照料 …… 23
任务导入 …… 23
一、协助老年人摆放进食、饮水体位 …… 24
二、协助老年人进食、饮水 …… 25
三、老年人进食、饮水情况的观察要点 …… 27
四、老年人进食、饮水过程中的紧急情况及处理方法 …… 28
任务实施 …… 30
任务三　为老年人进行鼻饲 …… 31
任务导入 …… 31
一、鼻饲概述 …… 32
二、鼻饲饮食的分类 …… 33
三、判断鼻胃管是否在胃内的方法 …… 34
四、为老年人进行鼻饲的操作流程和注意事项 …… 35
任务实施 …… 37
任务四　纠正老年人不良饮食习惯 …… 38
任务导入 …… 38
一、常见的老年人不良饮食习惯 …… 38
二、影响老年人饮食健康的因素 …… 39
三、指导老年人纠正不良饮食习惯 …… 40
任务实施 …… 40
项目自评 …… 41
学习成果评价 …… 42

项目三　老年人睡眠照料 …… 44

任务一　为老年人营造良好的睡眠环境 …… 45
任务导入 …… 45
一、老年人的睡眠特点 …… 45
二、老年人睡眠环境的构成要素及具体要求 …… 46
三、为老年人布置睡眠环境 …… 47
任务实施 …… 48

任务二　帮助老年人克服睡眠障碍……49
任务导入……49
一、老年人睡眠障碍的表现……50
二、老年人出现睡眠障碍的原因……50
三、帮助老年人克服睡眠障碍的方法……51
任务实施……52
任务三　纠正老年人不良睡眠习惯……53
任务导入……53
一、常见的老年人不良睡眠习惯……54
二、纠正老年人不良睡眠习惯的方法……54
三、指导老年人纠正不良睡眠习惯……55
任务实施……56
项目自评……57
学习成果评价……58

项目四　老年人穿着照料……59

任务一　协助老年人更换衣物……60
任务导入……60
一、为老年人选择衣物的原则……60
二、协助老年人更换开襟上衣……62
三、协助老年人更换套头上衣……63
四、协助老年人更换裤子……64
五、协助老年人更换鞋袜……65
任务实施……66
任务二　协助老年人穿脱矫形器……67
任务导入……67
一、矫形器的作用与类型……67
二、协助老年人穿脱弹力踝足矫形器……68
任务实施……70
项目自评……71
学习成果评价……72

项目五 老年人卫生照料 …… 73
任务一 为老年人清洗头部和修剪指（趾）甲 …… 74
任务导入 …… 74
一、为老年人清洗头部 …… 74
二、为老年人修剪指（趾）甲 …… 81
任务实施 …… 82
任务二 为老年人护理口腔 …… 83
任务导入 …… 83
一、为老年人清洁口腔 …… 84
二、为老年人摘戴、清洗义齿 …… 87
任务实施 …… 89
任务三 为老年人清洗身体 …… 90
任务导入 …… 90
一、协助老年人淋浴 …… 91
二、使用洗澡床为老年人洗澡 …… 93
三、为老年人擦浴 …… 95
四、为老年人洗脚 …… 99
任务实施 …… 100
任务四 老年人居室环境卫生照料 …… 100
任务导入 …… 100
一、为老年人清洁居室环境 …… 101
二、床单位和个人物品卫生照料 …… 102
三、对老年人进行床旁隔离 …… 107
四、对老年人居室进行终末消毒 …… 108
任务实施 …… 109
项目自评 …… 110
学习成果评价 …… 111
项目六 老年人排泄照料 …… 112
任务一 认识老年人排泄照料的基础知识 …… 113
任务导入 …… 113
一、老年人的排泄特点 …… 113

二、影响老年人排泄的因素 …… 114
三、评估老年人是否需要排泄照料 …… 114
四、老年人排泄物的观察 …… 115
五、采集二便常规标本 …… 117
任务实施 …… 121
任务二　老年人如厕照料 …… 122
任务导入 …… 122
一、为老年人营造安全的如厕环境 …… 122
二、协助老年人自主如厕 …… 123
三、协助老年人使用移动式坐便器排便 …… 124
四、协助卧床老年人如厕 …… 126
任务实施 …… 129
任务三　为老年人更换尿垫、纸尿裤 …… 130
任务导入 …… 130
一、认识尿垫、纸尿裤 …… 130
二、为老年人更换尿垫 …… 131
三、为老年人更换纸尿裤 …… 133
任务实施 …… 134
任务四　便秘老年人和尿潴留老年人的照料 …… 135
任务导入 …… 135
一、便秘老年人的照料 …… 135
二、尿潴留老年人的照料 …… 138
任务实施 …… 139
项目自评 …… 140
学习成果评价 …… 141
项目七　老年人安全出行照料 …… 143
任务一　指导或协助老年人使用助行工具 …… 144
任务导入 …… 144
一、指导老年人使用手杖行走 …… 144
二、指导老年人使用腋拐行走 …… 145
三、协助老年人使用框架式助行器行走 …… 147
四、协助老年人使用轮椅出行 …… 149
任务实施 …… 151

任务二　老年人走失的预防和处理 …… 152
任务导入 …… 152
一、老年人走失的原因分析 …… 152
二、老年人走失的预防措施 …… 153
三、老年人走失后的处理方法 …… 154
任务实施 …… 155
任务三　老年人跌倒的预防和处理 …… 156
任务导入 …… 156
一、老年人跌倒的危害 …… 156
二、导致老年人跌倒的因素 …… 157
三、老年人跌倒的预防措施 …… 159
四、老年人跌倒后的处理方法 …… 160
任务实施 …… 161
项目自评 …… 162
学习成果评价 …… 163

参考文献 …… 164

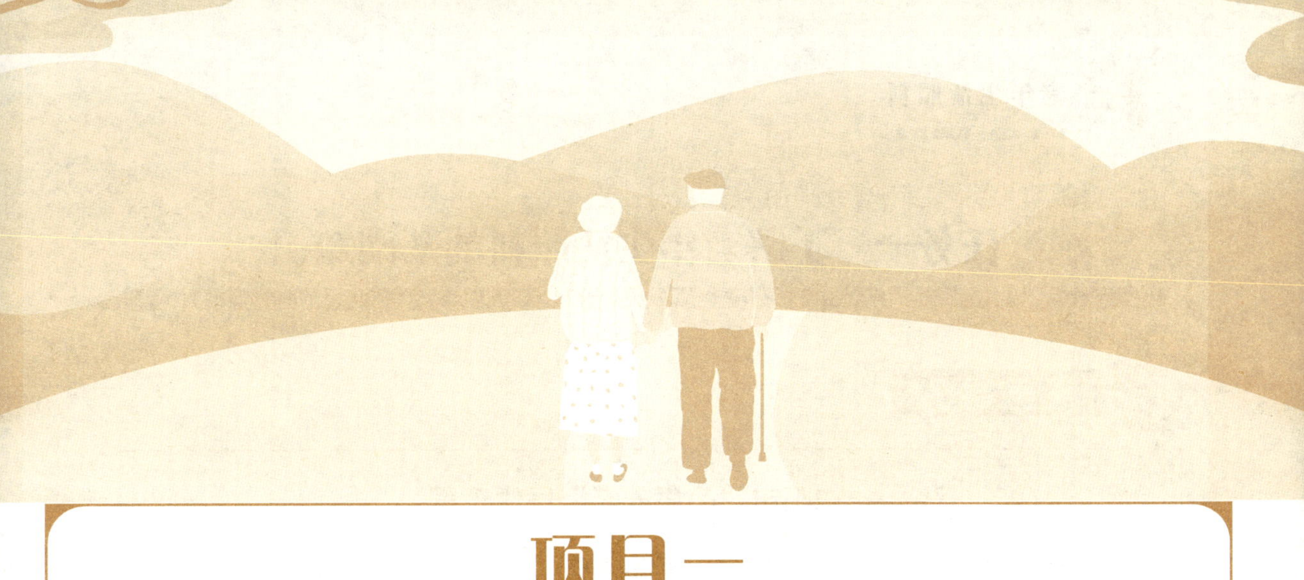

项目一 老年生活照料概述

项目引言

近年来，我国人口老龄化发展态势迅猛，据第七次全国人口普查数据显示，截至2020年11月，我国60岁以上老年人口达到2.64亿人，占总人口的18.7%，比2010年上升5.44个百分点。在人口老龄化问题日益严重的背景下，如何保障老年人晚年生活的质量，成为一个亟待解决的问题。同时，随着年龄的增长，老年人容易出现各种健康问题，无论是身体还是心理都需要照料。

知识目标

- 了解我国的养老模式。
- 理解老年人的生理和心理特点。
- 熟悉养老护理员职业守则。
- 熟悉养老护理员职业要求。

素质目标

- 弘扬尊老、敬老、孝老、爱老的传统美德，热情地为老年人提供服务。
- 热爱自己的工作，敬重自己的职业，以认真负责的态度投入职业活动中，在平凡的岗位上做出不平凡的成绩。

任务一　了解老年生活照料的基础知识

任务导入

沈阳市“品质养老”民生工程

为高质量实施积极应对人口老龄化国家战略，沈阳市委、市政府将“品质养老”民生工程作为重要民生福祉强力推进，印发《沈阳市推动“品质养老”2022年行动方案》，着力构建居家、社区、机构为框架，兜底、普惠、提升为类别的“品质养老”发展格局，高质量建设“有爱、有善、有暖、有伴”的“品质养老”民生工程。

一、实施“品质养老”进社区行动计划

沈阳市实施“品质养老”进社区行动计划，全面启动“基本类、提升类、示范类”养老社区创建工作，打造了皇姑区牡丹社区、大东区魁星社区、和平区文安路社区等一批品质养老示范社区。

二、建设家庭养老床位4500张

沈阳市在辽宁省率先建成家庭养老床位4500张，打造集适老化改造、智能化设备安装、免费上门服务于一体的“三入户”服务模式，高质量完成国家居家和社区基本养老服务提升行动项目目标，兑现民生实事承诺。

三、政府购买居家养老服务超20万小时

沈阳市将政府购买居家养老服务试点社区由100个增加到200个，重点向80周岁及以上高龄老年人提供每月3小时的免费上门服务，缓解家庭照护压力。全年为试点社区老年人提供理发、助浴、助洁、助行等上门服务超20万小时。在提升高龄老年人获得感的同时，有效地带动了其他年龄层老年人家庭自主消费。

四、配建养老服务设施3万平方米

沈阳市以高标准配建社区养老服务设施，落实新建居住区每百户35平方米、已建居住区每百户25平方米的养老服务设施配建标准，在全面实现新建居住区设施配建100%达标的基础上，实施已建居住区三年配建达标计划。全年新增养老服务设施面积达3万平方米，全市乡镇（街道）区域养老服务中心建有率达到71%，社区养老服务设施覆盖率达到100%，“一刻钟养老服务圈”基本形成。

（资料来源：沈阳市民政局网站，有改动）

思考：

案例中提到的居家养老和社区养老分别是什么？除此之外，我国的养老模式还有哪些？

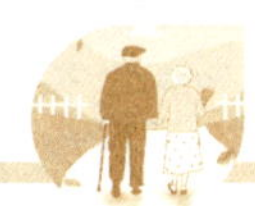

一、我国的养老模式

我国传统的养老模式以家庭养老为主，即由家庭成员提供养老所需的物质条件和生活照料。随着社会的转型，传统的家庭养老模式已无法单独应对老龄化社会的挑战。鉴于此，国务院办公厅于 2011 年 12 月提出，我国将逐步构建以居家为基础、社区为依托、机构为支撑的社会养老服务体系。

（一）居家养老

居家养老是指老年人居住在家中，接受社会提供的养老服务的一种养老模式。社会提供的养老服务涵盖生活照料、康复护理、医疗保健、精神慰藉等，以上门服务为主要形式。对身体状况较好、生活基本能自理的老年人，为其提供家庭服务、老年食堂、法律服务等；对生活不能自理的高龄、独居、失能等老年人，为其提供家务劳动、家庭保健、辅具配置、送饭上门、无障碍改造、紧急呼叫和安全援助等服务。

（二）社区养老

社区养老是居家养老的重要支撑，主要面向家庭日间暂时无人或者无力照护的社区老年人。社区养老模式具有社区日间照料和居家养老支持两类功能。社区日间照料是一种介于专业机构照料和家庭照料之间的社区养老服务形式，其服务对象是社区内能自理、半自理的老年人，服务内容涵盖膳食供应、保健康复、休闲娱乐、教育咨询等。

海淀黄庄社区养老驿站

（三）机构养老

机构养老是指老年人居住在养老机构，并由养老机构为老年人提供有偿或无偿的生活照料、康复护理、紧急救援等服务的养老模式。养老机构包括养老院、社会福利院、敬老院、老年公寓等，这些机构一般都配备相应的服务设施和专业的养老护理员。

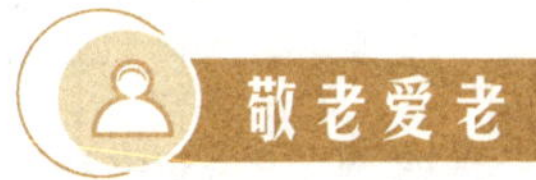

没有围墙的养老院

近年来，山东省济宁市任城区济阳街道从实际出发，把提高老年人生活质量作为一项重要工作，通过建设日间照料中心和老年公寓、提供居家养老服务等形式，为辖区内的老年人搭建了老有所养、老有所医、老有所学、老有所乐的关爱平台，精心打造属于老年人自己的幸福乐园。

街道根据老年人需求，在社区内成立了“寸草心”日间照料中心。该日间照料中心内设有活动室、休息室、老年餐厅，重点服务高龄老人、空巢老人、残疾老人、优抚老人、低保或低收入老人。对身体不适的老年人，该日间照料中心会邀请社区医生为其治疗；对行动不便的老年人，该日间照料中心还会为其提供上门服务。

街道辖区内的老年公寓建筑面积为1400平方米，内设有120个床位，空调、电视、热水器、呼叫器等设备一应俱全。公寓楼内外安装了24小时监控系统，房间内安装了夜灯，走廊上装有无障碍设施（图1-1）。公寓还配备了专业护理队伍，护理员会为每位入住的老年人建立个人健康档案，并结合老年人的个性需求为其提供人性化专业照护。

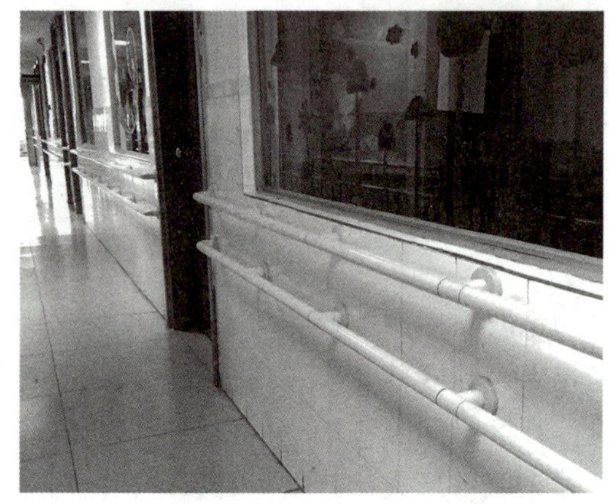

图1-1　无障碍设施

街道还会为“三无”老人（指无劳动能力、无生活来源、无赡养人和扶养人，或者其赡养人和扶养人确无赡养能力或扶养能力的老人）建立电子档案，发放爱心卡，及时掌握他们的身体状况。同时，为社区空巢老人提供优质、方便、快捷的居家养老服务，为他们开通“爱心助老一点通”服务热线，形成了能满足不同老年人需求的社区居家养老服务模式。此外，街道还通过有效整合社会服务资源，为老年人建立了动态信息数据库，以便为老年人提供紧急救援、生活照料等基本服务，打造了真正意义上的“没有围墙的养老院”。

（资料来源：济宁新闻网，有改动）

二、老年人的生理和心理特点

了解老年人的生理和心理特点，及时发现影响老年人身心健康的因素并采取科学的方法进行干预，是有效维护和促进老年人身心健康的重要方法之一。

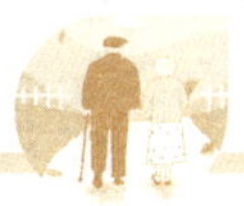

（一）生理特点

随着年龄的增长，老年人的身体机能逐渐衰退，主要表现为以下几个方面。

1. 体态的变化

由于骨质疏松、腰椎间盘老化等，老年人通常会比年轻时矮。同时，老年人由于身体机能衰退、脑神经萎缩等，容易出现步态不稳、行动迟缓等现象。

2. 基础代谢的变化

随着年龄的增长，老年人的基础代谢率明显下降。老年人从膳食中摄入的能量超过其身体所消耗的能量，容易导致其体重增加。这样不仅会增加心脏负担，容易引发心血管疾病，而且还容易引发糖尿病、胆石症等疾病。

3. 部分身体功能的变化

（1）老年人汗腺和皮脂腺分泌减少，皮肤干燥易痒，失去光泽并易皲裂。同时，老年人皮肤的感觉功能退化。痛觉的退化使老年人对疼痛不敏感，导致不能及时地发现病情；温度觉的减退使得老年人对温度变化不敏感，容易因天气变化而感冒、中暑等。

（2）随着年龄的增长，老年人的视力下降、视野变窄、辨色能力降低，极易发生危险。

（3）老年人的听力下降，对声音的定位出现障碍。

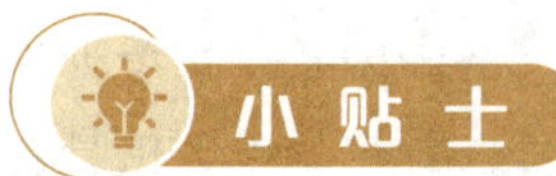

与老年人交流时，应面向老年人并适当提高音量。

（4）老年人的咽喉黏膜、肌肉退行性改变，使得老年人吞咽食物或口腔分泌物时，异物易进入呼吸道，引起呛咳或噎食。

（5）老年人的牙齿松动、脱落，咀嚼功能下降，味觉功能减退。

（6）老年人的胃消化酶及胃酸分泌减少，肠蠕动减慢，导致其对食物的消化吸收能力下降，易出现营养不良、便秘等症状。

（二）心理特点

随着机体各组织、各器官的逐渐老化以及社会地位和生活环境的改变，老年人的心理状态会相应地发生改变，形成独特的心理特点，主要包括以下几个方面。

1. 感觉和知觉

感觉是指人脑对直接作用于感觉器官的客观事物个别属性的反映，是人对刺激的基本形式的最初体验，包括视觉、听觉、嗅觉、味觉、触觉等。随着年龄的增长，老年人的感觉逐渐衰退。

知觉是指人脑对客观事物各个部分或属性的整体反映。它以感觉为基础，但不是感觉的简单相加，而是对事物的整体认知或综合属性的判别，是大脑皮质的高级活动。老年人的知觉反应会相对减慢，知觉的正确性基于老年人的丰富经验仍较高，但老年人易对时间、地点、人物及自身状态的认知能力出现障碍。

2. 记忆

随着年龄的增长，老年人的记忆功能逐渐衰退。

老年人的记忆有以下特点：① 记忆能力下降，记忆速度变慢；② 初级记忆保持较好，而次级记忆减退比较明显；③ 有意记忆处于主导地位，无意记忆能力下降；④ 再认能力尚好，回忆能力较差；⑤ 逻辑记忆尚好，机械记忆较差；⑥ 远事记忆尚好，近事记忆较差。

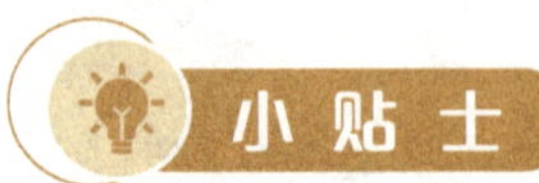

初级记忆是指对刚听过或看过、当时还在大脑中留有印象的事物的记忆。次级记忆是指对已听过或看过一段时间的事物，经过编码储存在大脑，需要时可加以提取的记忆。

3. 思维

老年人的思维能力总体上呈下降趋势，表现为注意力转移缓慢、分配困难，想象力受到经验的限制，很难活跃。但老年人思维的衰退存在较大的个体差异，有些老年人仍具有较强的思维能力。

4. 情绪

随着生理功能的逐渐退化、各种疾病的出现、社会角色与地位的变化、社会交往的减少，以及丧偶、子女离家、好友病故等负性生活事件的冲击，老年人经常会产生消极情绪，如孤独、焦虑、悲伤等。

任务实施

了解学校周边老年人的养老模式

【实施流程】

（1）学生自由分组，每组 4～6 人，并选出一名小组长。

（2）小组成员通过问卷调查、实地走访等模式，了解学校周边老年人的主要养老模式，并分析各养老模式的利弊。

（3）小组长对所得资料进行整理，并将其形成报告。

（4）小组长提交报告，主讲教师进行点评。

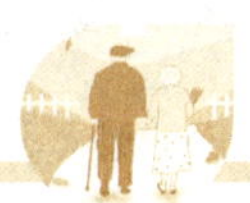

任务二 了解养老护理员

任务导入

26 岁小伙改行当养老护理员

“95 后”小伙小夏和 40 岁的邓师傅是养老服务行业里少有的男性护理员，他们从事的工作是为居家的高龄老人提供上门护理服务。骑着电动自行车，师徒俩穿行在武汉汉口二七片区的小巷里，提着设备爬楼入户，守护着老人们的晚年生活。

2022 年年初，小夏投身养老护理行业。进入养老机构不到半年，经过专业培训，他开始跟着邓师傅上门为老人服务。第一次登门为八旬老人毛爷爷服务时，小夏在门口等了半小时，敲门、打电话都没人应答。他知道毛爷爷在屋里，只能隔门喊话：“我知道您在里面，给我开开门吧。”

毛爷爷打开门，却未笑脸相迎。小夏想起，师傅说过“要用坚持和爱去感动老人”。于是，小夏坚持每周上门一到两次，陪毛爷爷聊天，为毛爷爷按摩肩颈，或是在房间里打扫卫生。渐渐地，毛爷爷有了笑容，有时还会给小夏拿来零食。

相处几个月后，有一次，毛爷爷开口留小夏在家里吃饭。小夏买来鸡蛋、蔬菜，做了蒸蛋，炒了青菜。吃完这顿饭后，一老一小感觉彼此的距离又近了一些。

2022 年冬天，在凛冽的寒风中，小夏和邓师傅带着服务设备来到 82 岁的老人殷爷爷家中。他们把治疗仪的气囊套到殷爷爷的双腿上后，气囊会反复对其双腿加压，达到按摩效果。小夏蹲在老人身边，一边看着邓师傅调节治疗仪，一边仰头询问老人是否舒适。

殷爷爷是居家养老服务补贴政策的受益者。近年来，对于生活自理有困难的高龄、失能老年人，武汉市根据照护等级、经济状况等情况，经综合评估后给予相应补贴，纳入政府购买养老服务补贴范围。老人可根据需求向服务机构“下单”，护理员被派单后可提供基础体检、清洁卫生、代购代办、送餐等服务。

小夏和邓师傅所在的养老服务有限公司的网点服务半径为 2 千米。最忙时，师徒俩一天要跑六七户人家，错过饭点是常事，但小夏乐此不疲。老人们把小夏当成自家的晚辈，喜欢与他拉家常。小夏也十分关心老人们，有时，给老人做完体检后，小夏放心不下，又打电话给老人的家属说明情况、加以提醒，让家属们格外感动。

收获越来越多的感激和善意后，小夏感到，曾经丢失的自我回来了。他说：“我愿意守护这种人与人之间真诚沟通的感觉，养老护理员是我喜欢的职业。”

养老护理员的工作看似容易，实际用到的学科知识却十分复杂，涉及老年病学、医药学、康复护理学、心理学等方面。小夏计划利用休息时间读一些专业书籍、上上网课。他说：“兴趣是最好的老师。对于感兴趣的东西，我会钻研下去。”

小夏相信，随着养老护理员在福利待遇、职业前景、专业培训等方面获得越来越多的支持，将会有越来越多的年轻人愿意选择这个职业。

（资料来源：光明网，作者张魏桔，有改动）

思考：

（1）什么是养老护理员？养老护理员的职业守则和职业要求有哪些？

（2）你愿意成为养老护理员吗？为什么？

一、养老护理员概述

养老护理员是指从事老年人生活照料、护理服务工作的人员。养老护理员的基本任务是根据老年人的生理和心理特点、生活习惯、社会需要等，为老年人提供生活照料、疾病照护、康复服务、心理支持、照护评估等服务。

按照相关知识要求和技能要求，养老护理员职业共分为五个等级：五级（初级工）、四级（中级工）、三级（高级工）、二级（技师）和一级（高级技师）。其中，五级（初级工）的级别最低，一级（高级技师）的级别最高，高级别涵盖低级别的要求。

二、养老护理员职业守则

《养老护理员国家职业技能标准（2019 年版）》中提出，养老护理员的职业守则为：尊老敬老，以人为本；孝老爱亲，弘扬美德；遵章守法，自律奉献；服务第一，爱岗敬业。

（一）尊老敬老，以人为本

“老吾老，以及人之老”，尊老敬老是中华民族的传统美德。养老护理员的工作担负着国家、社会和老年人家庭对老年人的关怀。养老护理员应将老年人当作自己最尊敬的长辈，为其提供优质的服务。

养老护理员在工作中要以老年人为核心，处处为老年人着想，在实际行动中体现以人为本的服务理念，从老年人的根本利益出发，切实保障老年人的权益。

（二）孝老爱亲，弘扬美德

中华民族是一个重视孝道的民族。孝老爱亲不仅是中华传统文化的瑰宝，也是维护家庭和睦、社会和谐的基础。养老护理员应当把孝老爱亲放在重要位置，把孝老爱亲的美德传承好、发扬好，使老年人愉快、幸福地生活，安度晚年。

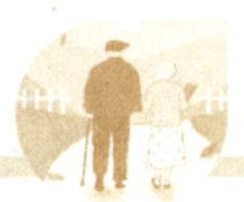

（三）遵章守法，自律奉献

遵章守法要求养老护理员做到：① 树立严格的法治观念，使自己的一言一行都符合法律、法规的要求，做遵章守法的好公民；② 遵守社会公德，敬老、爱老，热情地为老年人服务。

自律奉献要求养老护理员做到：① 严格要求自己，积极进取，刻苦钻研，不断提高养老护理工作的质量；② 时刻为老年人着想，摒弃一切不利于做好本职工作的思想和行为，把青春和才能奉献给为老年人服务这一光荣事业。

（四）服务第一，爱岗敬业

服务第一要求养老护理员将老年人的需求当作自己的工作要求，时时处处急老年人所急，想老年人所想，全心全意为老年人服务。

爱岗敬业要求养老护理员热爱自己的工作岗位，敬重自己的职业，以认真负责的态度投入职业活动中，在平凡的岗位上做出不平凡的成绩。

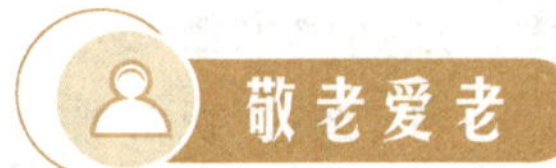

敬老爱老

十年坚守，把孝心送到每位老人的心坎里

在青岛李沧区社会福利院一提起小姜的名字，可谓无人不晓。作为一名普通的养老护理员，小姜已经在这个平凡岗位上坚守了十年，她始终坚持用爱心温暖一颗颗苍老、孤独的心，用辛勤的双手换回老年人生命最后的尊严。老人常说："孩子都不在身边，在我们最需要关怀的时候，是小姜给了我们温暖。她不是亲人，胜似亲人，我们一刻也离不开她"。

小姜常说："百善孝为先！选择这个职业，我就要把儿女的孝心送到每位老人的心坎里。"她所服务的区域，住的多是瘫痪在床的老人（图 1-2），护理起来难度相当大。上班第一天，小姜就遇到一位卧床的老人大便失禁，被子、身上都弄脏了，她站在那里，不知如何下手。在做了充分的思想准备后，小姜先找出湿布一点点地擦去污迹，然后用温水给老人擦洗身子，最后为老人换上干净的衣物、床单和被子。小姜清晰地记得，那天中午，她胃里一个劲地翻腾，一口饭也没吃。但有了第一次，之后再遇到这样的事，她就能坦然应对了。

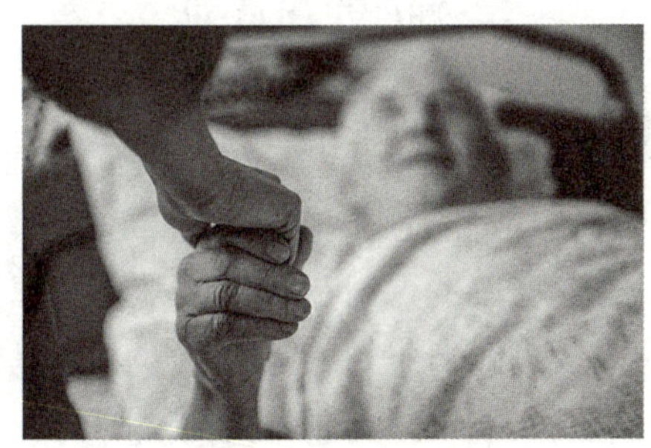

图 1-2　瘫痪在床的老人

从事养老护理工作十年来，小姜每天总是以微笑来面对老人，心系老人、关爱老人已经成为她的习惯。变天了，她关心老人冷暖；老人生病了，她每天陪伴其左右，忙前忙后、端屎倒尿，从不厌烦，有时还像哄孩子一样哄着老人吃饭、吃药，真正做到了“久病床前有孝子”。

养老护理工作琐碎、繁杂，需要爱心、细心，更需要耐心与坚持。81 岁的徐奶奶患有脑血栓，初入院时因为不愿意离家，情绪比较暴躁，经常乱抓乱咬，见人就哭，有时还把尿裤、尿垫乱丢一地。面对这种情况，小姜没有退缩，更没有心烦，她只是更加耐心、细心地照料徐奶奶。一次次不厌其烦的劝导与精心的照料，融化了徐奶奶那颗冰封已久的心。慢慢地，徐奶奶不哭闹了，见到人也会笑了，有时还会主动地关心小姜。看到徐奶奶的改变，小姜欣慰不已，徐奶奶的家属更是充满感激，他们说：“是小姜提高了我母亲的生活质量，让她可以真正享受幸福的晚年生活。”

多年来的工作经历，使小姜认识到：要服务好老人，只在生活上精心照料是远远不够的，还要从精神上理解、尊重老人。因此，她坚持换位思考，时刻从老人的角度去想、去做——每天早晨给老人梳洗完后，她主动让老人照照镜子，问问他们满意不满意；每次换衣服，积极征求老人意见；每次餐前，先让老人喝点水再喂饭，饭后再让老人漱漱口……85 岁的栾大娘高兴地说：“闺女，我以前在家也没这样，来到咱院，真是越活越讲究了！”

每天与老人朝夕相处，为他们穿衣吃饭这样琐碎的小事忙忙碌碌，小姜就是在这烦琐的工作中演绎出许多动人的故事。她用自己的真情和爱心感动着老人，赢得了老人和家属的高度赞扬，创造出服务满意率 100%的奇迹。

（资料来源：江西好人网，有改动）

三、养老护理员职业要求

（一）能力要求

1. 专业能力

比起一般的保姆和护工，养老护理员需要具备更专业的护理知识和技能，能够为高龄老年人、失能老年人、术后老年人等提供专业的生活照料服务和康复护理服务，如协助老年人进食、饮水，为老年人清洗身体，对老年人进行心理辅导，辅助老年人使用常见的康复器械，等等。

2. 沟通能力

养老护理员在工作中需要经常与老年人、老年人家属等进行沟通，这就需要养老护理员具备良好的沟通能力。养老护理员应积极、主动地与老年人进行沟通，了解老年人的身心状态和生活习惯，尽快地取得老年人的信任，以便更好地为老年人提供服务。同

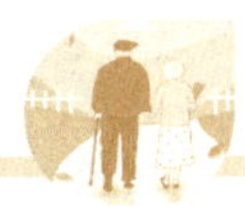

时，养老护理员应掌握一定的与老年人沟通的技巧，如谈论老年人感兴趣的话题、善于倾听、放慢语速等。

课堂讨论

你有过与老年人沟通的经历吗？你觉得在与老年人沟通的过程中，最重要的是什么？

3. 观察能力

养老护理员应具备较强的观察能力。一些老年人（如失智老年人）不能准确地表达自己的需求、感受，这就需要养老护理员仔细观察老年人的生命体征（如脉搏、血压、体温、呼吸等）、饮食情况、排泄情况、皮肤状况、情绪变化等，以便及时采取正确的照护措施，更好地为老年人服务。

扫一扫

如何观测老年人的生命体征

4. 思维能力

一般而言，养老护理员需要独立完成老年人饮食照料、用药照料（图 1-3）、排泄照料、个人卫生照料等工作。此外，由于高龄、失能老年人和有认知障碍的老年人较多，养老护理员工作过程中突发性和不可预见性事件的发生率较高，这就要求养老护理员具有较强的独立思维能力，能够及时做出正确的判断，并能够独立地采取简单的急救措施对老年人进行紧急救护。

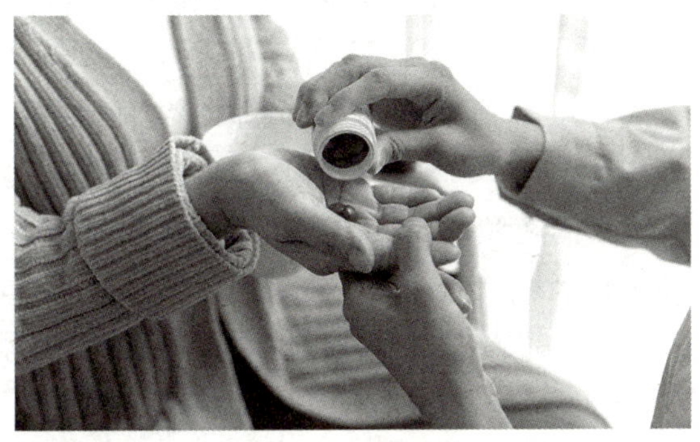

图 1-3　用药照料

（二）心理素质要求

1. 奉献精神

养老护理工作具有劳动时间长、劳动强度大等特点，需要极大的爱心和耐心才能完成。只有乐于为减轻老年人疾苦做出奉献的养老护理员，才能真正做到热爱生命、尊重老年人，并具备强烈的求知欲，努力学习、钻研，不断提高自己的工作能力和业务水平。

同时，养老护理员又是一个光荣而伟大的职业，肩负着“替儿女尽孝，为社会分忧，帮国家解困”的使命。因此，养老护理员应具备崇高的奉献精神，不计较个人得失，勇于承担照顾老年人的重任。

2．健康的心理

养老护理员以老年人为服务对象，他们每天面对衰老、疾病和死亡，唯恐工作中出现差错、事故，精神时刻处于紧张状态，长此以往容易产生抑郁、焦虑等负面情绪。如果没有健康的心理，是很难面对和克服负面情绪的。因此，养老护理员应树立正确的世界观、人生观、价值观，以乐观、积极的心态面对工作，并能有效地调节工作中产生的不良情绪。

3．豁达的胸怀

有些老年人的心理较为脆弱、敏感，甚至情绪不稳定、易怒。因此，养老护理员不仅要有很强的服务意识，而且要有豁达的胸怀。在面对老年人的指责、抱怨时，养老护理员首先应从自身找原因，及时改进自己的工作方式，然后再慢慢安抚老年人，用爱心感化他们，切勿和老年人斤斤计较，更不可顶撞老年人。

（三）语言要求

1．遵守语言规范

养老护理员在日常工作中应遵守语言规范，做到说话诚实、语义准确、表情自然、称呼得体。

（1）说话诚实：不虚假、不随意乱说。

（2）语义准确：表达准确、简明，切忌啰唆重复。

（3）表情自然：说话时表情要自然、亲切，面带微笑，目视对方的眼鼻三角区，以示尊重。

（4）称呼得体：对老年人的称呼要得体，忌无称呼用语或使用不尊重老年人的称呼。

2．使用礼貌用语

养老护理员在工作中常用的礼貌用语有如下几种：

（1）问候语，如“您好”“早上好”等，使用问候语时要亲切自然、面带微笑。

（2）告别语，如“再见”“您慢走”等，使用告别语时要恭敬真诚、笑容可掬。

（3）答谢语，如“非常感谢”“劳您费心”“感谢您的好意”等，使用答谢语时要诚恳热情，目视对方。

（4）请托语，如“请问”“拜托您”等，使用请托语时要委婉谦恭。

（5）道歉语，如“对不起”“实在抱歉”“请您原谅”等，使用道歉语时态度要真诚。

（6）征询语，如“需要我帮忙吗”“您有什么事吗”“您需要什么”等，使用征询语时，要用协商的口吻。

（7）慰问语，如“您辛苦了”“您受累了”等，使用慰问语可以使老年人感觉被关心、被尊重。

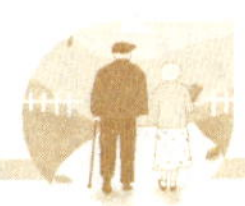

（8）祝贺语，如“恭喜”“祝您节日快乐”“祝您生日快乐”等，使用祝贺语时，应让对方感受到真诚的祝福。

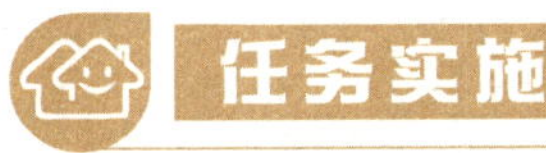

任务实施

记录养老护理员的一天

【实施流程】

（1）学生自由分组，每组4～6人，并选出一名小组长。

（2）每个小组通过上网搜索、电话访谈、实地走访等形式选择一名养老护理员，用文字或视频记录该养老护理员的一天。

（3）小组长代表本小组上台展示，主讲教师进行评价。

项目自评

1．填空题

（1）我国的社会养老服务体系是由居家养老、社区养老、__________三种模式构成的。

（2）社区养老模式具有__________和居家养老支持两类功能。

（3）养老护理员的基本任务是根据老年人的生理和心理特点、生活习惯、社会需要等，为老年人提供__________、疾病照护、康复服务、__________、照护评估等服务。

2．选择题

（1）下列选项中，不属于养老机构的是（　　）。

A．老年公寓　　B．敬老院

C．养老院　　D．老年食堂

（2）牙齿松动主要影响老年人的（　　）。

A．吸收能力　　B．咀嚼功能

C．消化能力　　D．呼吸

（3）老年人的逻辑记忆（　　），机械记忆（　　）。

A．尚好、较差　　B．较差、尚好

C．尚好、尚好　　D．较差、较差

（4）养老护理员应当树立（　　）第一的观念。

A．服务　　B．质量

C．效率　　D．能力

（5）下列选项中，（　　）不属于养老护理员的语言规范。

A. 语义准确　　B. 称呼得体

C. 说话诚实　　D. 控制音量

3. 简答题

（1）简述老年人的心理特点。

（2）简述养老护理员职业守则。

学习成果评价

请开展学习成果评价，并将评价结果填入表 1-1 中。

表 1-1　学习成果评价

班级		组号		日期	
姓名		学号		主讲教师	
项目名称	认识老年生活照料				
评价项目	评价内容			满分	评分
理论知识（40%）	我国的养老模式			10	
	老年人的生理和心理特点			10	
	养老护理员职业守则			10	
	养老护理员职业要求			10	
实践技能（40%）	能够在养老护理工作中，体现自己的专业能力、沟通能力、观察能力和思维能力			30	
	能够在养老护理工作中遵守语言规范，准确使用礼貌用语			10	
综合素养（20%）	积极参加教学活动，主动学习、思考、讨论			5	
	具备良好的学习态度			5	
	传承中华传统美德，树立尊老、爱老、敬老、孝老和助老理念			5	
	增强对养老护理行业的信心，自觉投身养老护理行业，努力成长为有理想、有责任、有担当的“青春养老人”			5	
合计				100	
自我评价					
教师评价					

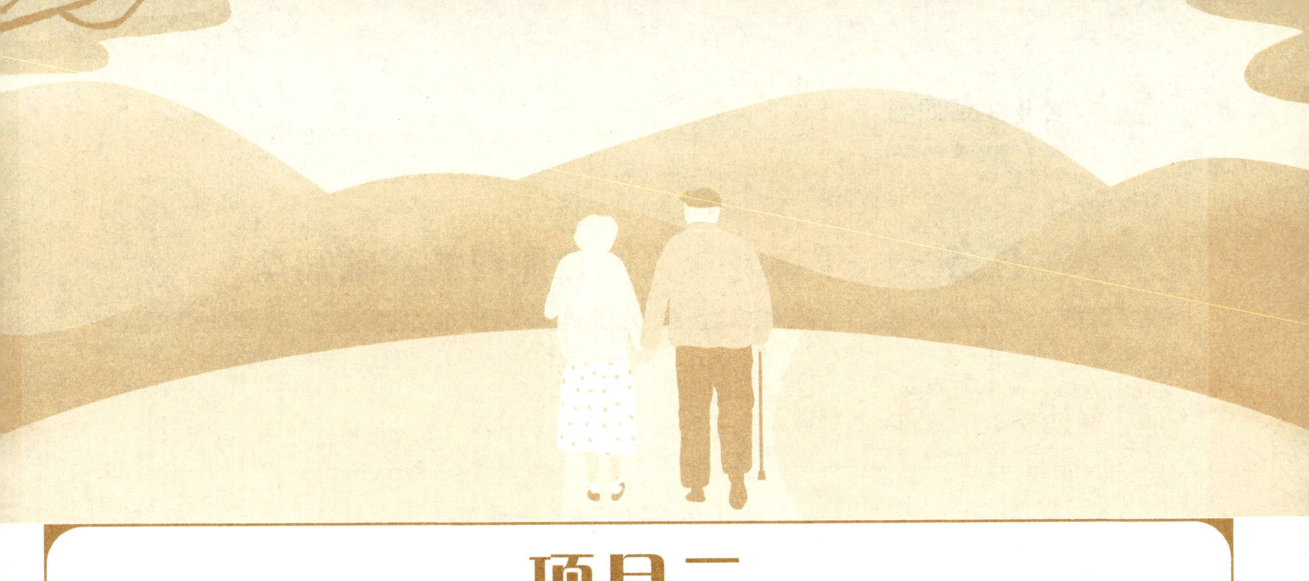

项目二
老年人饮食照料

项目引言

民以食为天，人体通过饮食获得维持生命所需的营养。然而，随着年龄的增长，人体各器官的生理功能都发生退行性改变，尤其是消化和吸收能力减弱，使得老年人摄入的营养素不足或不均衡，严重影响老年人的身体健康。关注老年人的饮食情况，对老年人进行饮食照料，不仅可以维护老年人的健康，提高其生活质量，还可以延缓老年人衰老的速度。

知识目标

- 了解老年人饮食照料的基础知识。
- 掌握协助老年人进食、饮水的操作流程，了解老年人进食、饮水情况的观察要点。
- 了解鼻饲的定义和鼻饲用品，鼻饲饮食的分类。
- 掌握判断鼻胃管是否在胃内的方法。
- 掌握为老年人进行鼻饲的操作流程和注意事项。
- 了解常见的老年人不良饮食习惯和影响老年人饮食健康的因素。
- 掌握指导老年人纠正不良饮食习惯的操作流程。

素质目标

- 树立实践出真知的意识，培养耐挫力和坚强意志。
- 培养尊老敬老的品质，对老年人保持敬重之心、倾注关爱之情、多做务实之事。

任务一　了解老年人饮食照料的基础知识

任务导入

把老年人的“食”事当大事

“苏式红烧肉、五行豆腐、蟹粉烩鱼丸、羊方藏鱼……”这些精美的菜品是江苏省“福彩杯”养老服务机构老年人营养餐大赛评选出的“最受欢迎老年人菜肴”。

2022年10月27日，首届江苏省“福彩杯”养老服务机构老年人营养餐大赛决赛在扬州市举办，14支参赛队共56名选手参加了此次全省决赛。大赛既是对江苏省老年餐饮服务队伍技能水平的检验，也是对养老服务一线从业者“工匠精神”和职业风采的集中展示。

养老服务机构供应的菜肴是什么样的？决赛现场，选手们使出“十八般武艺”，充分考虑营养、口味、价格等评比指标要求，在规定时间内精心制作适合老年人吃的热菜、面点小吃等，还原了“苏适养老”膳食服务的日常场景。

太湖鱼虾肥，苏州老年人的餐食中，鱼虾水产必不可少，选手们制作的太湖银鱼羹、兰花鲑鱼盒等回味鲜甜；徐州菜讲究食疗食补，当地特色养生名菜羊方藏鱼、彭城鱼丸等亮相赛场；淮安是淮扬菜系的发源地之一，当地选手精心制作了槐花莲藕饼，有助于老年人预防“三高”……

选手们烹制的老年人餐食充分体现了江苏各地的饮食文化特色，他们现场讲解了设计理念、配餐特点、营养价值等相关内容。让老年人吃得更营养、更健康、更科学、更有保障，是他们的共同目标。

江苏省还同步开展了老年人营养餐科普、最受欢迎老年人菜肴征集、特色老年人营养餐展示、老年人营养餐大赛风采发布等配套活动，进一步提升全省养老服务机构的助餐水平和服务质量。

（资料来源：中华人民共和国民政部网站，作者周冉冉，有改动）

思考：

（1）老年人的营养需求有哪些？

（2）为老年人制作膳食应遵循哪些原则？

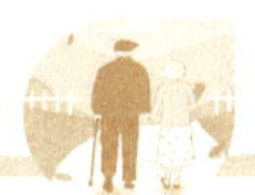

一、老年人对七大营养素的需求

人体为了维持正常的生长、发育、组织修复等功能，必须每天从食物中摄取一定量的营养素。人体必需的营养素有蛋白质、脂类、糖类、维生素、矿物质、水和膳食纤维七大类。下面简要介绍老年人对这七大营养素的需求。

（一）摄入适量的优质蛋白质

蛋白质是生物体的主要组成物质之一，是生命活动的基础。蛋白质的种类繁多、结构复杂，在人体内发挥了重要的作用。老年人体内极易缺乏蛋白质，因此尤其需要注意蛋白质的补充。但是，过量的蛋白质容易加重老年人胃肠、肝脏、肾脏的负担，对健康不利，故老年人应摄入适量的优质蛋白质。

富含优质蛋白质的食物有鱼类、畜禽类、蛋类、奶类、大豆类、坚果（图 2-1）等。

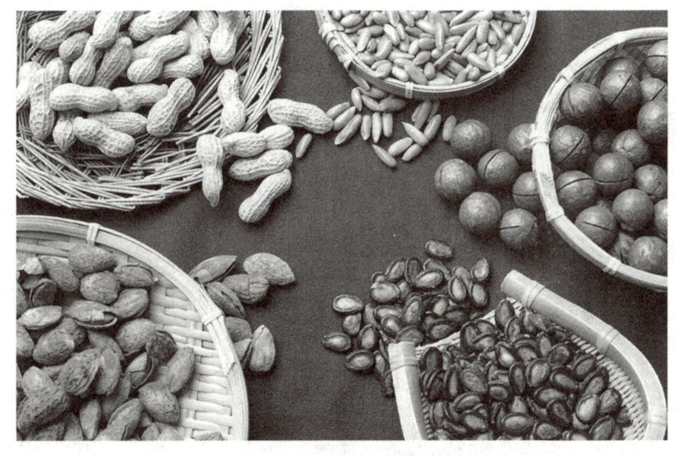

图 2-1　坚果

小贴士

> 老年人每天应摄入 120～150 克动物性食物（其中 40～50 克鱼类，40～50 克畜禽类，40～50 克蛋类），300～400 毫升牛奶或蛋白质含量相当的奶制品，15 克大豆或营养素含量相当的大豆制品。

（二）减少脂类的摄入量

脂类是脂肪和类脂的总称，是构成人体组织的重要营养物质。脂类具有为人体储存并供给能量、供给必需脂肪酸、保护内脏、维持体温、增加饱腹感等功能。

随着年龄的增长，老年人对脂类的消化和利用能力下降，因此，老年人的脂类摄入量不宜过大。老年人脂类摄入量过大，尤其是饱和脂肪酸摄入量过大，容易引发高血压、高脂血症、冠心病、脑卒中等多种疾病。

老年人应多食用富含不饱和脂肪酸的食物，如坚果、三文鱼（图 2-2）等，少食用动物内脏、动物皮、动物油等饱和脂肪酸含量高的食物。

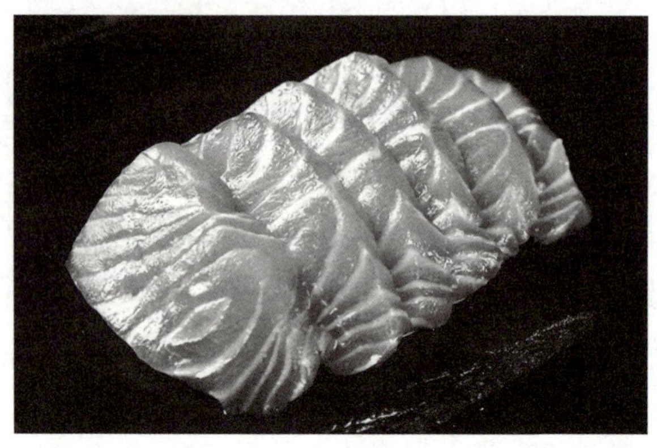

图 2-2　三文鱼

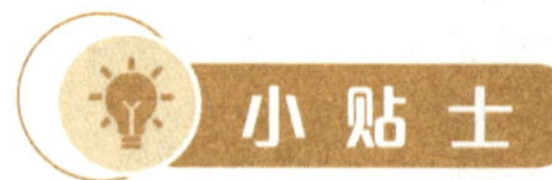
小贴士

脂肪酸分为饱和脂肪酸和不饱和脂肪酸两种。一般来说，动物脂肪中饱和脂肪酸含量较高，植物脂肪中不饱和脂肪酸含量较高。

（三）控制糖类的摄入

糖类亦称碳水化合物，是自然界中最多的有机物。人体内的糖类具有构成细胞和组织、维持脑细胞的正常功能、为机体提供能量、解毒等功能。糖类可分为单糖、双糖和多糖三种。常见的单糖有葡萄糖、果糖，常见的双糖有蔗糖、麦芽糖、乳糖等，单糖和双糖可直接被人体吸收，进入血液，使血糖迅速升高。多糖包括淀粉、糖原等，不能直接被人体消化吸收。

老年人的运动量逐渐减少，食糖过多不仅容易引起肥胖，而且会造成血脂肪增加，诱发高脂血症。此外，随着年龄的增长，老年人体内的胰岛素对血糖的调节功能逐渐降低，食用过多的单糖和双糖容易造成血糖值升高不降的现象。因此，老年人在日常生活中应控制糖类的摄入，尤其是单糖和双糖的摄入。

（四）保证足量的维生素摄入

维生素是机体生长和代谢所必需的微量有机物，包括脂溶性维生素（维生素 A、维生素 D、维生素 E、维生素 K 等）和水溶性维生素（B 族维生素和维生素 C）。缺乏维生素会引起人体代谢紊乱，引发维生素缺乏症，对人体健康造成损害。

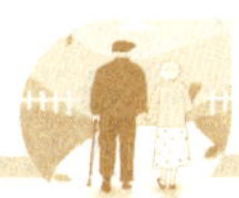

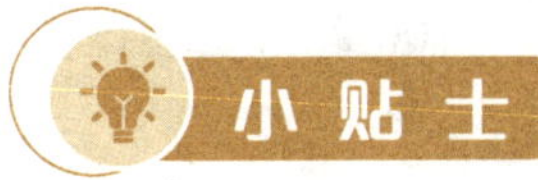

维生素缺乏症是由维生素不足而引起的一组营养性病症的统称，其临床表现视人体主要缺乏的维生素种类而有所不同。

维生素一般不能在体内合成，只能通过食物或维生素制剂来补充。从食物中获得的维生素比从制剂中获得的维生素更容易被人体吸收和利用。人体每日对维生素的需求量很小，普通人群通过日常饮食就可以摄入充足的维生素。老年人应均衡饮食，以保证机体摄入的维生素种类齐全、数量充足。

（五）注意补充矿物质

矿物质是构成人体组织和维持正常生理功能必需的各种元素的总称，包括钙、镁、钾、铁、锌等。矿物质是无法自身产生和合成的，只能从食物和水中摄取。

老年人如果缺乏矿物质，容易诱发各种疾病，如骨质疏松、贫血等。因此，老年人在日常膳食中应注意补充矿物质。

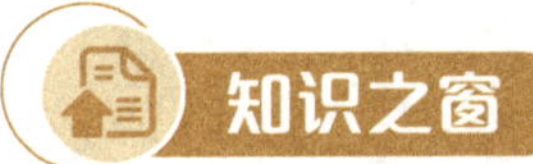

为什么老年人容易缺乏维生素和矿物质

老年人容易缺乏维生素和矿物质的主要原因包括以下几个：

（1）老年人的基础代谢率和活动量下降，对能量的需求降低，食物摄入量减少，对维生素和矿物质的摄入也自然减少。

（2）随着年龄的增长，老年人的消化功能减弱，对维生素和矿物质的吸收利用能力下降。

（3）一些经济条件差或购物不便的独居老年人，饮食结构单一，蔬菜水果的摄入量不足，导致维生素和矿物质缺乏。

（4）一些患有慢性疾病的老年人长期服用的药物也会干扰人体对维生素和矿物质的吸收。

（资料来源：北京市人民政府网站，有改动）

（六）保持足够的饮水量

人体的许多生理活动都需要水的参与才能进行。随着年龄的增长，老年人的新陈代谢能力逐渐下降，其体内毒素的排出速度越来越慢。因此，老年人必须补充充足的水分，以加快新陈代谢，保证体内毒素的排出。老年人每日的饮水量以 1500～1700 毫升为宜。

（七）摄入丰富的膳食纤维

膳食纤维不能被人体小肠的酶类水解，难以消化吸收，但是能够促进肠道蠕动，改善肠道菌群环境，在预防老年人便秘、调节餐后血糖、促进胆固醇代谢、减少热量摄入等方面有积极作用。富含膳食纤维的食物有粗粮（图 2-3）、蔬菜、水果、坚果等。老年人应多食用这些食物，以摄入丰富的膳食纤维。

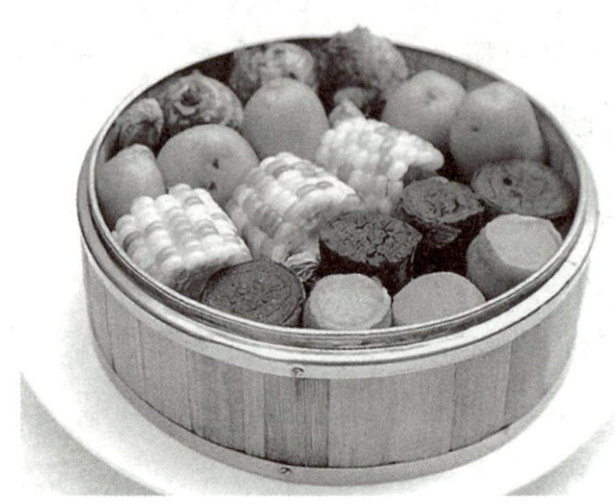

图 2-3　粗粮

二、老年人膳食指南

《中国居民膳食指南（2022）》是中国营养学会根据营养科学原则和人体营养需要而提出的食物选择和身体活动的指导意见。其中的“老年人膳食指南”部分，是在一般人群膳食指南基础上，针对老年人特点提出的补充建议，包括一般老年人膳食指南（适用于 65～79 岁老年人）和高龄老年人膳食指南（适用于 80 岁及以上老年人）。

（一）一般老年人膳食指南

一般老年人膳食指南的内容包括：① 在一般成年人平衡膳食的基础上，应为老年人提供更加丰富多样的食物，特别是易于消化、吸收且富含优质蛋白质的动物性食物和大豆类制品；② 鼓励老年人尽可能多地与家人或朋友一起进餐，保持良好食欲；③ 应定期带老年人去医疗机构进行体检，做营养状况测评，并以检测结果为依据合理选择食物；等等。

（二）高龄老年人膳食指南

高龄老年人膳食指南的内容包括：① 鼓励高龄老年人多食用鱼类、畜禽类、蛋类、奶类及大豆类食物，同时搭配适量的蔬菜和水果；② 精细烹制食物，使食物质地细软、易消化，适合高龄老年人进食；③ 采用多种措施鼓励高龄老年人进食；④ 经常监测体

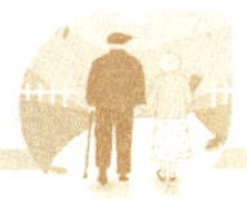

重，对体重过轻或体重明显下降的高龄老年人，应进行医学营养评估，适时合理补充营养；等等。

三、老年人的基本饮食分类

老年人的基本饮食可分为普通饮食、软质饮食、半流质饮食、流质饮食四类。

（一）普通饮食

普通饮食适合咀嚼功能和消化功能正常、无饮食限制的老年人。老年人的普通饮食应营养均衡、搭配合理、易于消化。

（二）软质饮食

常见的软质饮食有面条、软米饭、肉糜等。软质饮食适合咀嚼不便、消化不良、低热或处于疾病恢复期的老年人。软质饮食的膳食纤维含量少，便于咀嚼、吞咽，容易消化吸收。

（三）半流质饮食

常见的半流质饮食有粥、鸡蛋羹、豆腐脑、果泥等。半流质饮食呈半流质状态，与软质饮食相比，膳食纤维含量更少、更易消化吸收。半流质饮食适合咀嚼困难或患有胃肠炎和其他消化系统疾病、不能正常饮食的老年人。

（四）流质饮食

常见的流质饮食有牛奶、豆浆、米汤、鸡汤、果汁（图 2-4）等。流质饮食呈液体状，适合患有口腔或食道疾病、进食困难的老年人或使用鼻饲法的老年人。流质饮食所含热量及营养素不足，不宜长期食用。

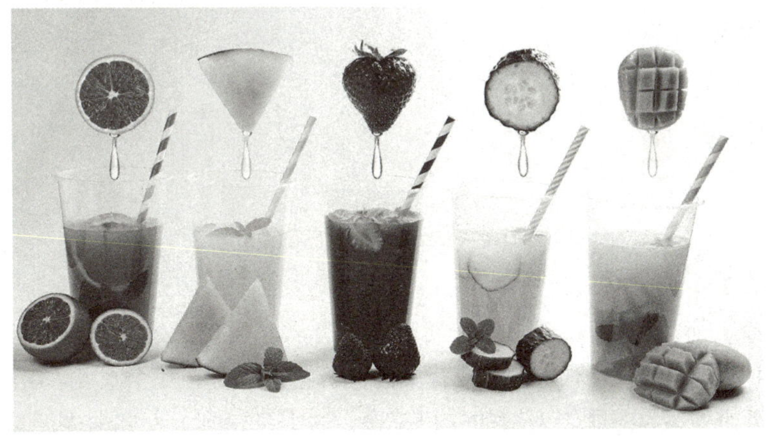

图 2-4　果汁

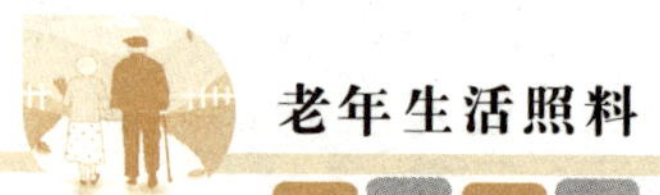

小贴士

食物中所含的能量通常以热量单位卡路里（简称卡）来表示，所以食物的能量也常被称为食物的热量。食物中的热量主要来源于食物中所含的三大产能营养素（蛋白质、脂类、糖类）。维生素、矿物质、水、膳食纤维和食物的其他成分（如色素、防腐剂等）都不会影响食物的热量。

四、为老年人制作膳食应遵循的原则

（一）营养全面，搭配合理

老年人对营养的需求是多方面的，没有一种天然食物能完全包含人体所需要的全部营养素。因此，老年人的膳食种类应多样化，包括谷类、豆类、鱼类、畜禽类、蛋类、奶类及新鲜蔬果等，以保证老年人摄入全面、充足的营养素。

食物搭配得当，不仅可以消除某些食物对人体的不良影响，而且有利于发挥营养素之间的互补作用。为老年人制作膳食时要讲究“三个搭配”：荤素搭配，以素为主；粗细搭配，多吃粗粮；干稀搭配，混合食用。

（二）易于咀嚼、消化、吸收

为老年人制作的食物宜软而烂，便于老年人咀嚼、消化、吸收。例如，可将水果和蔬菜加工成果（菜）泥、果（菜）汁，将肉加工成肉糜。

（三）合理烹制，促进食欲

为老年人制作膳食时应多采用蒸、炖、煮等方式，少使用煎、炸、烤等方式。此外，老年人因味觉、嗅觉的衰退，容易食欲不振。因此，在为老年人制作膳食时，可用醋、姜、蒜等调料来刺激食欲。

任务实施

为李老夫妇制定食谱

【背景材料】

李老夫妇今年都 78 岁了。李先生是河南人，喜欢吃面食，牙口尚好，但患有慢性胃肠炎；妻子李女士是四川人，喜欢吃辣，戴有义齿。李老夫妇育有三个女儿，老两口单独居住，由三个女儿轮流来做饭，照顾老两口的一日三餐。这个月轮到大女儿给老两口做饭了，但大女儿在外地出差，无法前来照顾，因此她聘请了养老护理员小杨上门给李老夫妇做饭。

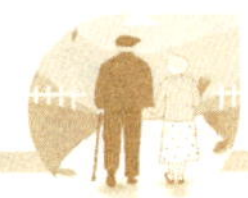

【实施流程】

（1）学生自由分组，每组 4～6 人，并选出一名小组长。

（2）小组成员结合所学知识，帮助小杨为李老夫妇制定一周的食谱。

（3）小组内达成一致意见，小组长负责记录、整理，并将其形成报告。

（4）小组长提交报告，主讲教师进行点评。

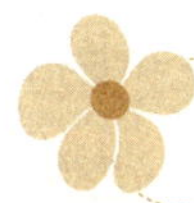

任务二　老年人进食、饮水照料

任务导入

喂食误吸引起肺炎

88 岁的李奶奶于 4 年前摔了一跤，左股骨和腰椎骨折。家人因担心老人年岁太高无法承受手术带来的风险，一直采取保守治疗方式。这几年，李奶奶无法下地，只能躺在床上。一天，李奶奶的女儿给她喂完饭后不久，李奶奶就开始呕吐、嗜睡。次日，家人察觉不对，赶紧将其送往附近的医院。

经检查发现，李奶奶的肺部发生了感染。接诊的郑医生通过询问得知，李奶奶因吞咽障碍，半年来一直靠鼻胃管饮食。一周前，李奶奶嫌长期插鼻胃管不舒服，将其拔了出来。子女们一开始很担心，然而，看到李奶奶能够正常进食，他们就没有再带李奶奶去医院插管了。每次喂饭时，子女们就在李奶奶背后垫上一个小枕头，让她躺着进食、饮水。

郑医生告诉李奶奶的家属，李奶奶患的是吸入性肺炎，躺着进食、饮水正是致病祸首。郑医生介绍，高龄和长期卧床的老人，在进食时，极易将食物从食管里误吸入气管，引起吸入性肺炎，严重的还可导致窒息、感染性休克、呼吸衰竭等，危及生命。

对此，郑医生建议，老年人进食、饮水应改躺为坐，进食时最好坐在椅子上，进食后用清水漱漱口，并坐半小时以上再躺下。

（资料来源：央视网，有改动）

思考：

（1）老年人进食、饮水应保持何种姿势？

（2）老年人进食过程中发生误吸，应采取何种急救方法？

一、协助老年人摆放进食、饮水体位

根据老年人的自理程度及病情，为其摆放适宜的进食、饮水体位，可以增加老年人的进食量、饮水量，从而增加老年人的营养素摄入，提高机体抵抗力。同时，还可避免由不良进食、饮水体位引发的误吸、噎食等意外情况。

老年人进食、饮水体位可分为坐位和半卧位。其中，坐位包括轮椅坐位和床上坐位，适用于基本自理、体弱但不需要辅助设备就可以保持独立坐姿的老年人。半卧位适用于病情危重的老年人。使用半卧位时，需要人员和辅助设备将老年人的上身抬高 30～45 度。

养老护理员（以下简称护理员）协助老年人摆放进食、饮水体位的操作流程如下。

（一）服务前准备

（1）室内环境整洁，无异味，温湿度适宜。

（2）护理员衣着整洁，洗净双手。

（二）与老年人沟通

（1）提醒老年人准备进食、饮水。

（2）询问老年人进食、饮水前是否需要排便，并根据需要协助。

（3）协助老年人洗手。

（三）摆放体位

1. 轮椅坐位

（1）将轮椅推至床旁，使轮椅与床边成 30～45 度夹角，按下刹车，抬起脚踏板。

（2）搀扶老年人起身站立，待其站稳后，将其搀扶至轮椅处。

（3）协助老年人坐在轮椅中间部位，使老年人的后背紧贴椅背。

（4）为老年人系上安全带，放平脚踏板，协助老年人将双脚放置在脚踏板上，拉起刹车，将轮椅推至餐桌前，按下刹车。

2. 床上坐位

（1）若为护理床，则护理员摇起床头，协助老年人坐起；若为普通床，则护理员协助老年人坐起，将靠垫或枕头放在老年人身后，确保老年人坐稳、舒适。

（2）在床上放置餐桌或餐板。

3. 半卧位

（1）若为护理床，则护理员可先摇起床头，使床头与床的水平面成 30～45 度夹角；然后摇起床尾，使老年人屈膝，避免身体下滑。若为普通床，则护理员可先用靠垫或枕头支撑老年人的背部，使老年人的上半身与床的水平面成 30～45 度夹角，然后在老年人的

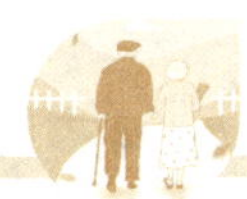

膝下、脚底垫软枕，以起到支撑作用。

（2）在床上放置餐桌或餐板。

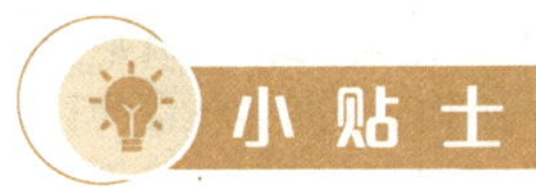

小贴士

在协助老年人摆放进食、饮水体位之前，护理员应先对老年人的身体进行评估，判断其适合哪种进食、饮水体位。此外，在操作过程中，护理员的动作应轻、稳，以确保老年人的安全。

情景模拟

王奶奶今年 80 岁，身高 157 厘米，右侧肢体不灵活，经过康复训练，能够使用轮椅出行。

学生两两分组，一人扮演王奶奶，一人扮演护理员，模拟护理员为王奶奶摆放进食、饮水体位的操作流程。

二、协助老年人进食、饮水

（一）协助老年人进食

护理员协助老年人进食的操作流程如下。

如何协助老年人进食

1．服务前准备

（1）准备食物、毛巾、餐具等物品。

（2）协助有需要的老年人戴上义齿。

（3）协助有需要的老年人口服餐前药。

（4）在老年人的下颌及胸前围垫毛巾。

2．与老年人沟通

（1）向老年人介绍食物。

（2）询问老年人有无特殊需求。

3．协助老年人进食

协助老年人进食的方法、操作要点和注意事项如表 2-1 所示。

表 2-1　协助老年人进食的方法、操作要点和注意事项

方法	操作要点	注意事项
协助老年人自主进食	① 指导老年人上身坐直并稍向前倾，头稍向下垂； ② 叮嘱老年人小口进食，细嚼慢咽，不要边进食边讲话	① 对咀嚼困难或吞咽困难的老年人，应事先帮助其将食物打成糊状； ② 进食过程中，如果老年人出现呛咳、噎食等异常情况，要及时处理，必要时应通知医护人员； ③ 进食结束后，叮嘱老年人保持进食体位 20～30 分钟； ④ 喂食时，动作应轻缓；不宜喂过于光滑或带黏性的食物，如椰果、汤圆等；固体食物和流质食物应交替喂食
协助有视力障碍的老年人进食	① 剔除食物中的骨头等不可食用的部分； ② 将盛装食物的餐具放置在餐桌（板）上； ③ 协助老年人确认每种食物的具体位置； ④ 将餐具递给老年人，并叮嘱其细嚼慢咽，小心进食	
喂食	① 用手触及碗壁，确认食物温度是否适宜； ② 用汤匙喂食，每次喂 1/3 汤匙食物； ③ 确认老年人完全咽下后，再喂下一汤匙	

4. 整理

（1）撤下餐具。

（2）协助老年人摘下义齿、漱口、洗手。

（3）为在床上进食的老年人撤去餐桌（板），整理床单位。

（4）根据需要记录老年人的饮食情况。

（二）协助老年人饮水

护理员协助老年人饮水的操作流程如下。

如何协助老年人饮水

1. 服务前准备

（1）准备水杯（内盛有 38～40℃的温开水）、吸管、汤匙、毛巾等物品。

（2）在老年人的下颌及胸前围垫毛巾。

2. 协助老年人饮水

协助老年人饮水的方法、操作要点和注意事项如表 2-2 所示。

表 2-2　协助老年人饮水的方法、操作要点和注意事项

方法	操作要点	注意事项
协助老年人自主饮水	① 叮嘱老年人上身坐直并稍向前倾，小口饮水； ② 将装有温开水的水杯（水不宜过满）递给老年人，确认其拿稳水杯； ③ 看护老年人自主饮水	① 应将开水晾至温水后，再交与老年人或喂水，以免烫伤老年人； ② 对不能自理的老年人，应每日定时、分次喂水； ③ 如果老年人饮水时发生呛咳，应暂停操作，如有异常应及时通知医护人员； ④ 叮嘱老年人饮水后不宜立即躺下
用吸管喂水	① 手持水杯，将吸管的末端放入杯中，吸管的上端放入老年人的口中； ② 应始终保持吸管的末端在杯中水面之下	
用汤匙喂水	① 手持汤匙，舀 1/2～2/3 汤匙水，将汤匙紧贴老年人的唇部，缓慢抬手，方便老年人饮水； ② 确定老年人咽下后，再喂下一汤匙	

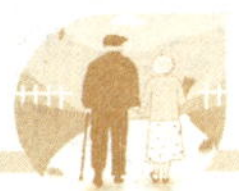

3．整理

（1）移除饮水用具，清洗并放回原处。

（2）用毛巾擦干老年人嘴角的水痕。

（3）根据需要记录老年人的饮水情况。

文爷爷于一周前不慎跌倒，致右侧手臂和小腿骨折，需要卧床休息。

学生两两分组，一人扮演文爷爷，一人扮演护理员，模拟护理员为文爷爷喂水的操作流程。

三、老年人进食、饮水情况的观察要点

（一）进食、饮水量

护理员应了解老年人的日常进食、饮水量。当老年人的进食、饮水量明显增多或减少时，护理员应密切观察并询问老年人有无不适感，查找原因。如果是由疾病引起的进食、饮水量变化，护理员应立即告知家属或医护人员，及时诊治；如果是由食物外观、口感、味道等影响了老年人的进食量，应告知厨师，让其改进制作工艺。

（二）进食、饮水速度

老年人进食、饮水速度应较慢，这样不仅有利于食物的吸收，也能预防在进食、饮水的过程中发生误吸、噎食。当老年人出现进食、饮水速度明显加快或减慢的情况时，护理员应密切观察，发现异常情况立即告知家属或医护人员，及时诊治。

（三）进食、饮水温度

老年人不宜食用过热或过冷的食物。食用过热的食物容易引起烫伤，食用过冷的食物容易伤脾胃，不利于食物的消化、吸收。若老年人突然喜食过热或过冷的食物，护理员要密切观察并主动询问老年人，及时找出原因。如果是由室内温湿度改变引起的进食、饮水温度变化，护理员应及时调整室内温湿度，使其控制在适宜的范围内；如果是由疾病引起的进食、饮水温度变化，护理员应立即告知家属或医护人员，及时诊治。

（四）进食、饮水后的表现

老年人进食、饮水后，护理员应观察其表现，如有无恶心、呕吐、腹部胀满等症状，发现异常情况及时告知家属或医护人员，并采取相应的措施。

四、老年人进食、饮水过程中的紧急情况及处理方法

（一）误吸与噎食

1. 基本概念

误吸是指呼吸道内吸入了异物，常见的异物有水、食物和口鼻腔分泌物等。噎食是指食物堵塞咽喉部或卡在食管入口处，甚至误入气管，引起窒息。

2. 症状表现

误吸者会出现突然呛咳、呼吸困难和声音嘶哑等症状。噎食者常常表现为张口、呼吸困难、不由自主地用手按住颈部或胸前（图 2-5），严重者可出现口唇、指甲青紫，面色青白等缺氧症状。

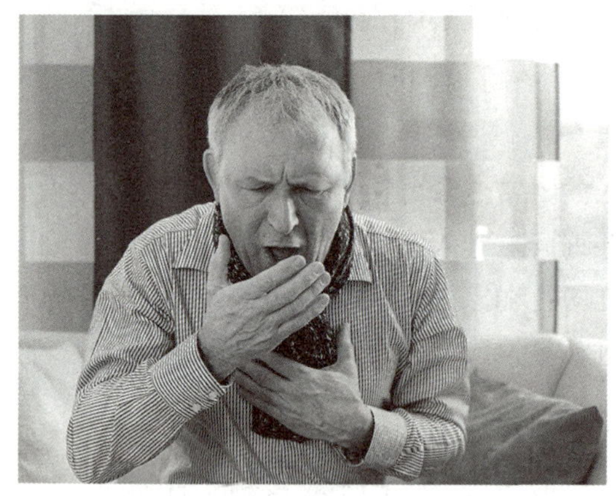

图 2-5　噎食表现

3. 救助方法

（1）拍背法

老年人发生误吸时，护理员应站在老年人身体的侧后方，请老年人将头低至胸部或胸部以下的位置；然后一只手托住老年人的胸部，另一只手叩击老年人的背部，通过振动并利用重力的作用使异物排出。注意叩击老年人背部时，力道要适中，要连续、急促地叩击 4～6 次。

（2）海姆立克急救法

海姆立克急救法，简称海氏手法，是抢救呼吸道异物窒息患者的标准方法，可分为立位腹部冲击法和仰卧位腹部冲击法。

① 立位腹部冲击法。立位腹部冲击法适用于意识清楚的老年人。使用这种方法时，护理员应站在老年人背后，双臂环抱老年人，叮嘱其身体前倾、低头、张嘴；然后一只手握拳，用大拇指指掌关节（图 2-6）顶住老年人肚脐上两指处，另一只手的手掌置于拳头

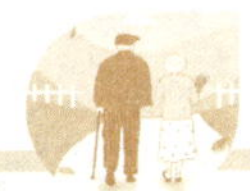

上并握紧；双手同时快速向内、向上冲击6～10次（图2-7），每次冲击动作要明显分开；重复此操作，直至异物排出。操作过程中，护理员应注意不要伤到老年人的肋骨。

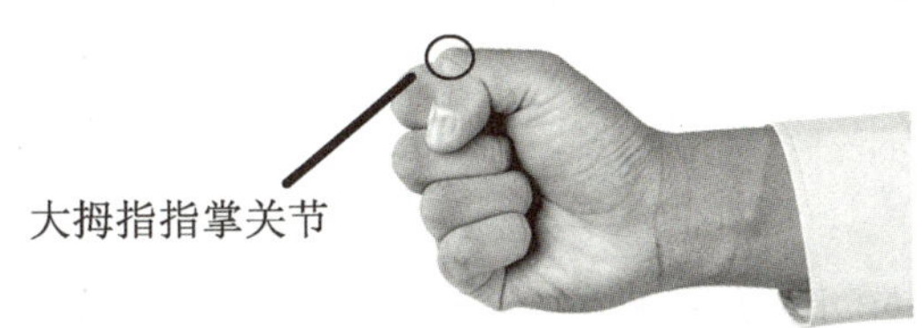

图2-6　大拇指指掌关节

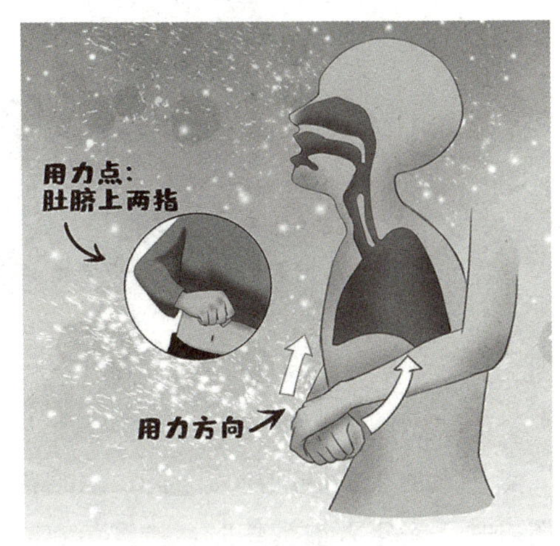

图2-7　立位腹部冲击法示意图

② 仰卧位腹部冲击法。仰卧位腹部冲击法适用于卧床或昏迷的老年人。使用这种方法时，护理员应先将老年人呈仰卧状放置，并将两腿跨骑在老年人大腿外侧；然后将一只手的掌根放置在老年人肚脐上两指处，另一只手覆盖在第一只手的手掌上，掌根重叠，双手合力快速向内、向上冲击6～10次，每次冲击动作要明显分开；重复此操作，直至异物排出，然后迅速清理老年人的口腔。

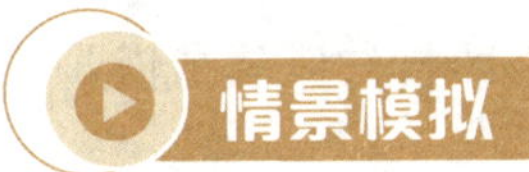

情景模拟

方奶奶今年72岁，她十分喜欢吃甜食。今天，方奶奶的女儿给她送来了她最喜欢的芝麻馅汤圆，方奶奶吃得有些快。突然，方奶奶用手按住颈部，说不出话，且表情痛苦。

学生两两分组，一人扮演方奶奶，一人扮演护理员，模拟护理员采用海姆立克急救法对方奶奶进行急救的过程。

（二）烫伤

1. 烫伤程度分级

烫伤按损伤程度可分为三度：一度烫伤为最轻的烫伤，伤处皮肤轻度红肿、干燥、无水疱、痛感明显；二度烫伤（图2-8）为中度烫伤，伤处红肿、有水疱、痛感明显；三度烫伤为最严重的烫伤，伤处呈灰色或红褐色，甚至会变黑、变焦，此时，由于神经受到损伤，反而可能不觉得疼痛。

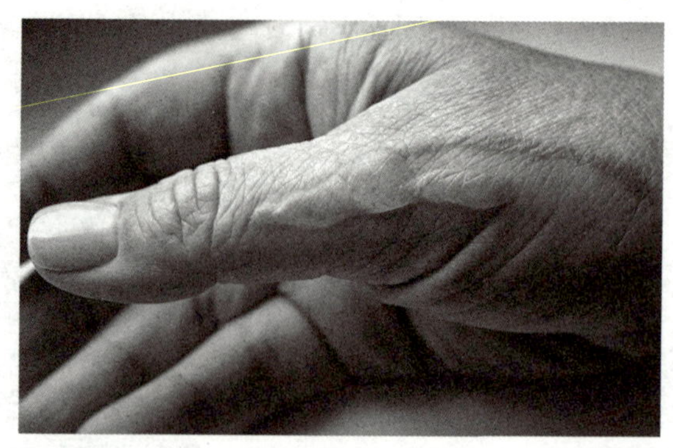

图 2-8　二度烫伤

2．紧急救护

老年人由于皮肤敏感度下降，对疼痛刺激的回避反射减弱，在进食、饮水时，易发生烫伤事故。老年人被烫伤时，护理员首先应判断烫伤级别，然后做出相应处理。

（1）一度烫伤的处理：立即帮助老年人将伤处浸在凉水中，进行冷却治疗。如有冰块，把冰块敷于伤处效果更佳。冷却治疗 30 分钟左右，就能完全止痛。随后将烫伤膏涂于伤处，3～5 天便可自愈。

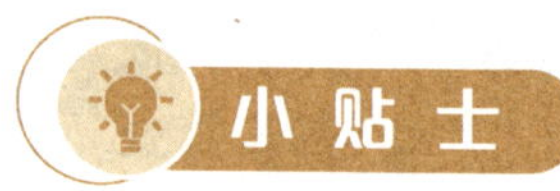

冷却治疗具有降温，减轻余热损伤，减轻肿胀、止痛、防止起疱等作用。

（2）二度烫伤的处理：先进行冷却治疗，不要弄破水疱，并立即告知家属或医护人员，迅速带老年人到医院治疗。

（3）三度烫伤的处理：不要在伤处涂搽药物，保持清洁，并立即用干净的被单或衣服简单包扎伤处，避免污染和再次损伤。立即告知家属或医护人员，迅速带老年人到医院治疗。

任务实施

为孙爷爷喂饭

【背景材料】

83 岁的孙爷爷患有白内障，几乎失明，且左侧肢体活动不便，需要卧床休息。孙爷爷喜欢吃排骨，今天养老院的食堂做了红烧排骨，孙爷爷十分开心。

【实施流程】

（1）学生自由分组，每组两人。

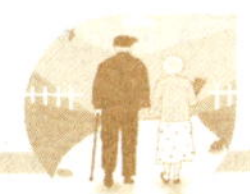

（2）小组成员一人扮演孙爷爷，一人扮演护理员，进行情景演练。演练内容包括：为孙爷爷摆放进食体位（床上坐位），为孙爷爷喂饭。

（3）以小组为单位，在课上进行演练，主讲教师点评，并填写表 2-3 中列举的任务实施评价。

表 2-3　任务实施评价

评分要点	具体要求	总分	得分
情景设计	① 情景设计合理； ② 合理选用道具	10	
基本礼仪	① 衣着整洁，精神饱满； ② 谈吐文雅，举止得体	15	
职业道德	① 爱岗敬业，把为老年人提供优质服务作为第一要务； ② 敬老爱老，在操作过程中充分尊重老年人	15	
专业技能	① 操作规范，遵守操作流程； ② 思路清晰，动作熟练、连贯； ③ 在操作过程中注意保持良好的卫生习惯； ④ 在操作过程中具备安全意识，圆满完成任务	50	
应急处理	对任务实施过程中出现的意外情况能迅速进行分析并妥善处理	10	

任务三　为老年人进行鼻饲

任务导入

嘉兴养老护理人才队伍“与时俱进”

浙江省嘉兴市第四届“管佳杯”养老护理技能大赛在秀洲区老年活动中心举行，来自全市各地的 24 名一线养老护理员参加了比赛。

比赛开始后，所有参赛选手进入考场参加笔试。笔试内容包括护理学常识、急救知识、老年心理健康知识等。

随后，比赛的“重头戏”——实践操作考试拉开帷幕，考试题目是：为卧床的失能老人“王爷爷”进行鼻饲。鼻饲是养老护理员的必修课，护理员需要向鼻胃管内灌注流质食物、水和药液，这项操作具有很强的专业性。

“王爷爷，把您的床头稍微调高一些可以吗？”某选手倒好鼻饲液、温开水，确认温度合适之后，轻轻地将床上的模型调整到半卧位。接着，她将餐巾垫在鼻胃管末端，打开包裹鼻胃管末端的无菌纱布，用灌注器连接鼻胃管末端，先注入少量温开水，随后再缓慢注入鼻饲液。整个鼻饲过程花费近 10 分钟，其间，选手不时观察“王爷爷”的反应，并询问其有无不适感。

三名专业评委说，鼻饲操作流程复杂且包含很多小细节，如鼻饲液温度测试、鼻胃管位置测试等，护理员稍有不慎就可能引发严重后果。这个题目考查的不仅是护理员的专业水准，还考查了他们在实践中的细心与耐心程度。从考试结果来看，24 名护理员大多表现出了合格的专业素质。

（资料来源：中共嘉兴市委 嘉兴市人民政府网站，有改动）

思考：

（1）什么是鼻饲？

（2）为老年人进行鼻饲的操作流程是怎样的？

一、鼻饲概述

（一）定义

鼻饲是指当老年人不能经口进食时，将特制的鼻胃管从老年人的鼻腔插入胃内，使流质食物、水或药液通过鼻胃管进入消化系统的方式，如图 2-9 所示。鼻饲的目的是保证老年人摄入足够的营养素和药物，以维持生命。

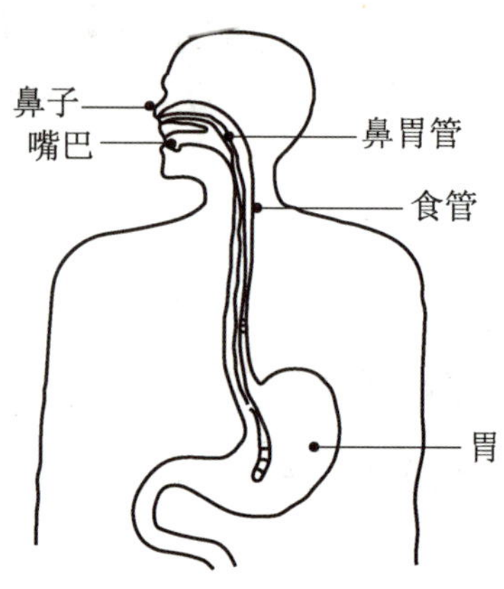

图 2-9 鼻饲图示

（二）鼻饲用品

1. 鼻胃管

鼻胃管（图 2-10）是从鼻腔经食管留置于胃的导管。成人鼻胃管的长度一般为 100～120 厘米，插管长度一般为 45～55 厘米。鼻胃管上通常标有刻度。

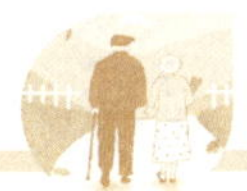

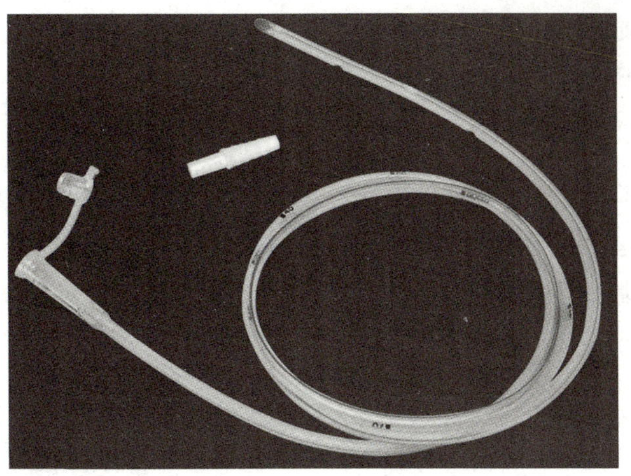

图 2-10　鼻胃管

2．灌注器

灌注器（图 2-11）是用来将流质食物、水、药液推注进鼻胃管内的工具，有不同的款式和容量。进行鼻饲时，应将灌注器插入鼻胃管末端，使其紧密相连。

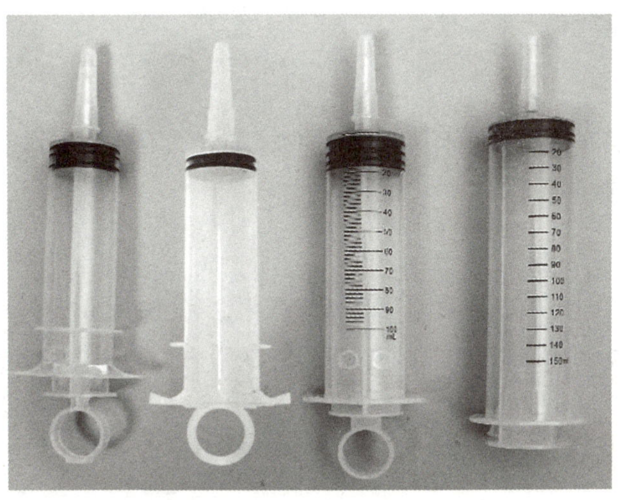

图 2-11　灌注器

二、鼻饲饮食的分类

根据老年人的消化能力和身体需要，可将鼻饲饮食分为混合奶、匀浆膳食和要素饮食三类。

（一）混合奶

混合奶是以牛奶为主的流质食物。除牛奶外，还可以加入豆浆、鸡蛋、藕粉、米粉、豆粉、浓肉汤、鸡汤、鲜榨果汁和菜汁等。混合奶营养丰富，易消化、吸收，适用于身体虚弱、消化功能差的老年人。

（二）匀浆膳食

匀浆膳食是将米饭、粥、面条、馒头、鸡蛋、虾、鸡肉、瘦肉、猪肝、蔬菜、水果、油、盐等混合在一起，用搅拌机打碎而成的均匀的浆液。匀浆膳食营养均衡，富含膳食纤维，制作方便，适用于消化功能较好的老年人。

（三）要素饮食

要素饮食是一种精制鼻饲饮食，含有人体必需的易于消化、吸收的营养成分。要素饮食无需经过消化过程即可被肠道吸收利用，为人体提供能量及营养，适用于消化不良或患有严重的非感染性腹泻、慢性消耗性疾病的老年人。

三、判断鼻胃管是否在胃内的方法

为了确保老年人进食安全，为老年人进行鼻饲前，护理员必须判断鼻胃管是否在老年人的胃内，其判断方法有以下三种。

（一）抽吸胃液法

护理员用灌注器连接鼻胃管末端，进行抽吸，看是否有胃液或胃内容物被抽出，若有，则证明鼻胃管在胃内，如图 2-12（a）所示。

（二）气过水声法

护理员用灌注器连接鼻胃管末端，向鼻胃管内注射 10～20 毫升空气，同时在胃区用听诊器听是否有气过水声，若有，则证明鼻胃管在胃内，如图 2-12（b）所示。

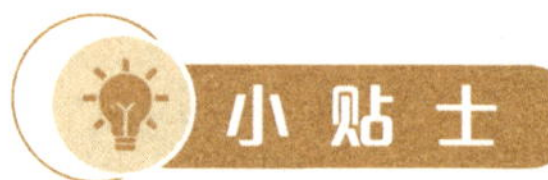

气过水声是腹部特有的一种听诊音，表现为断断续续的咕噜声，其音调高亢且连续出现，如闻气泡在水中穿行，故而得名。

（三）气泡溢出法

护理员将鼻胃管末端放入盛满水的水杯中，观察有无气泡溢出。若无，则证明鼻胃管在胃内；若有大量气泡溢出，则表明鼻胃管误入气管，如图 2-12（c）所示。

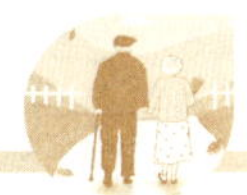

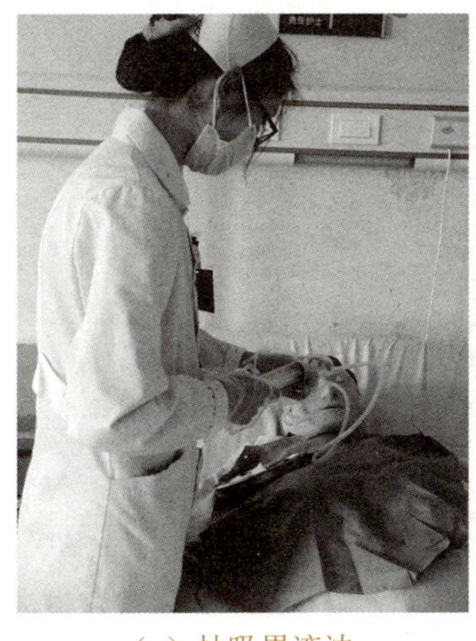

（a）抽吸胃液法

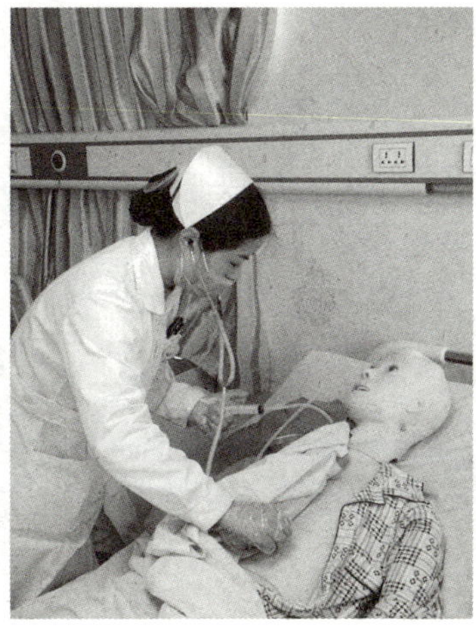

（b）气过水声法

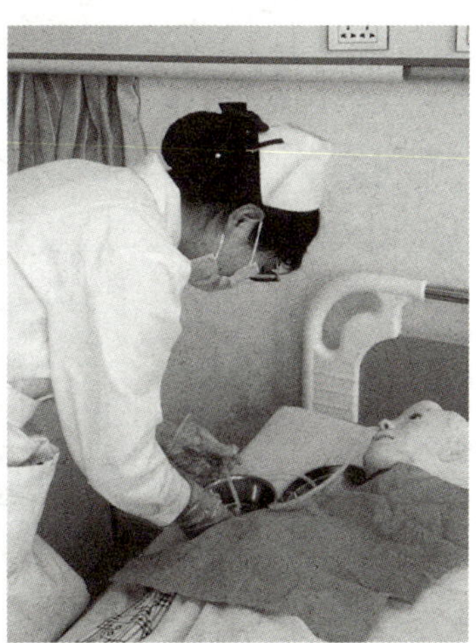

（c）气泡溢出法

图 2-12　判断鼻胃管是否在胃内的方法

四、为老年人进行鼻饲的操作流程和注意事项

（一）为老年人进行鼻饲的操作流程

1．服务前准备

（1）室内环境整洁，无异味；温湿度适宜。

（2）护理员衣着整洁，洗净双手。

（3）准备灌注器、温开水（38～40℃）、温热鼻饲饮食（38～40℃）、水杯、毛巾、无菌纱布等物品。

2．与老年人沟通

（1）核对床号、姓名、鼻饲饮食的种类和用量，提醒老年人准备进食。

（2）询问老年人鼻饲前有无特殊需求，并根据需要协助。

3．摆放体位

（1）协助老年人摆放体位（呈坐位或半卧位）。

（2）在老年人的下颌及胸前围垫毛巾。

4．检查鼻胃管

（1）检查鼻胃管的外观是否干净，刻度标记有无移位，如发现鼻胃管异常，应及时通知医护人员处理。

（2）判断鼻胃管是否在胃内。若不在，及时通知医护人员处理。

5．进行鼻饲

（1）手持灌注器，从水杯中抽取 20 毫升的温开水，连接鼻胃管并向内缓慢推注（图 2-13），确认鼻胃管是否通畅，同时润滑管腔，刺激胃液分泌。断开连接，盖好鼻胃管末端的盖帽。

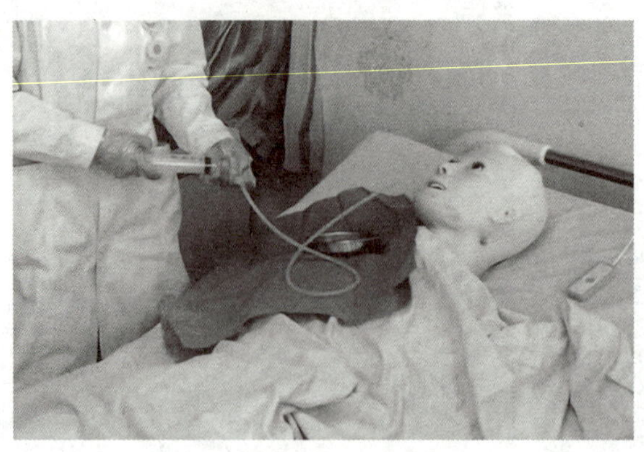

图 2-13　推注温开水

（2）抽取 50 毫升的鼻饲饮食，在水杯中轻轻冲洗灌注器表面，清除上面的鼻饲饮食残渣。打开鼻胃管末端的盖帽，连接灌注器，以 10～13 毫升/分钟的速度推注鼻饲饮食。推注后立即盖好盖帽。重复操作，直至鼻饲饮食全部推注完成。推注过程中注意观察并询问老年人有无不适感。

（3）抽取 30～50 毫升的温开水缓慢注入，冲净鼻胃管内壁的食物残渣，防止食物堵塞鼻胃管。冲净后盖好鼻胃管末端的盖帽。

（4）叮嘱老年人保持进食体位 30 分钟。30 分钟后，协助老年人转换至舒适体位。

6．整理并记录

（1）取下毛巾，整理床单位。

（2）清洗用品。将灌注器在流水下清洗干净，消毒后放入碗内，上面覆盖纱布备用。

（3）准确记录鼻饲时间、鼻饲量和鼻饲后的反应。重点记录老年人鼻饲后有无腹胀、腹泻等不适症状。

（二）为老年人进行鼻饲的注意事项

护理员为老年人进行鼻饲时，应注意以下事项：

（1）鼻饲前应了解上一次鼻饲时间、鼻饲量。

（2）鼻饲前抽吸老年人的胃内容物时，若发现胃内容物中含有大量未消化的食物，应当暂停此次鼻饲；若发现胃内容物呈深棕色或有其他异常，应立即通知医护人员。

（3）每次鼻饲前须检查鼻饲饮食，保证鼻饲饮食新鲜、无污染。

（4）每次鼻饲量不应超过 200 毫升，鼻饲时间以 15～20 分钟为宜，两次鼻饲的间隔不少于两小时。

（5）对需要吸痰的老年人，应在鼻饲前 30 分钟吸痰；鼻饲前、后 30 分钟以内禁止吸痰，以免引起返流或误吸。

（6）鼻饲过程中应询问老年人的感受，以调节注入速度。

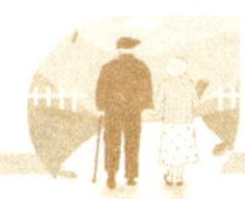

（7）鼻饲过程中，动作应轻缓，如果老年人出现恶心、呕吐等情况，应立即停止操作，并通知医护人员。

（8）老年人需要遵医嘱服用药物时，如为片剂，应将其研碎、溶解之后再进行灌注。

（9）随时观察鼻胃管固定处皮肤的情况，发现异常应立即通知医护人员。

（10）对长期鼻饲的老年人，每日晨、晚应进行口腔清洁。

任务实施

为胡奶奶进行鼻饲

【背景材料】

胡奶奶患小脑萎缩 4 年，长期卧床，且已出现吞咽功能障碍，需要长期鼻饲。

【实施流程】

（1）学生自由分组，每组两人。

（2）小组成员一人扮演胡奶奶，一人扮演护理员，进行情景演练。演练内容为：为胡奶奶进行一次鼻饲。

（3）以小组为单位，在课上进行演练，主讲教师点评，并填写表 2-4 中列举的任务实施评价。

表 2-4　任务实施评价

评分要点	具体要求	总分	得分
情景设计	① 情景设计合理； ② 合理选用道具	10	
基本礼仪	① 衣着整洁，精神饱满； ② 谈吐文雅，举止得体	15	
职业道德	① 爱岗敬业，把为老年人提供优质服务作为第一要务； ② 敬老爱老，在操作过程中充分尊重老年人	15	
专业技能	① 操作规范，遵守操作流程； ② 思路清晰，动作熟练、连贯； ③ 在操作过程中注意保持良好的卫生习惯； ④ 在操作过程中具备安全意识，圆满完成任务	50	
应急处理	对任务实施过程中出现的意外情况能迅速进行分析并妥善处理	10	

任务四　纠正老年人不良饮食习惯

任务导入

七旬老人狂吃腊鱼腊肉后被送进医院

厦门市民杨大爷今年 72 岁，前段时间，湖南老家的亲戚来到厦门，给他带了不少腊鱼、腊肉、香肠。酷爱家乡风味的杨大爷一时高兴，吃了不少。没想到吃了几顿后，杨大爷先是感觉上腹部胀痛，随后还出现胸口憋闷、频繁心慌等症状。家人以为他冠心病复发，赶紧将其送到医院就诊。

在排除心血管疾病的可能后，杨大爷心脏室性早搏的问题依然未得到缓解，甚至还出现食欲不振、口臭、打嗝等症状。在服用治疗心血管疾病的药物、健胃消食类药物效果不佳的情况下，参与会诊的中医科陈主任在详细了解杨大爷病史后认为，杨大爷是由于过量食用肥甘厚味，宿食积滞，损伤脾胃，引发心律失常。

明确病因后，陈主任为杨大爷制定了清热健脾的中药治疗方案。服药十多天后，杨大爷的心律恢复正常，胸口憋闷、腹部胀痛、口臭等症状也一并消失。

陈主任介绍，老年人咀嚼及消化能力较弱，基础疾病较多，饮食不节制易诱发消化系统病症，甚至继发心脑血管疾病。同时，她还提醒老年人，不宜吃太多油腻的食物，饮食应尽量以清淡为主，最好选择软烂、易消化的食物。一旦因饮食油腻出现胃肠饱胀不适，可适量饮用红茶消食；若饮食不当出现心律、神经异常，应立即就医。

（资料来源：百家号，有改动）

思考：

（1）常见的老年人不良饮食习惯有哪些？

（2）哪些因素会影响老年人饮食健康？

一、常见的老年人不良饮食习惯

不良饮食习惯会影响老年人对营养素的正常吸收，甚至会导致一些疾病。常见的老年人不良饮食习惯有以下几种：

（1）喜食精粮。精粮因膳食纤维含量少，易咀嚼、吞咽，因此，相对于粗粮来说更受老年人的欢迎。但是精粮缺乏人体所需的一些维生素、矿物质，长期食用容易造成营养缺乏。此外，精粮不易产生饱腹感，易使老年人过量进食而导致肥胖，增加血管硬化、高

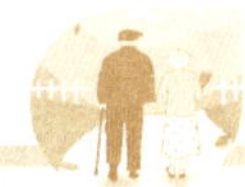

血压的发病率。

（2）偏食挑食。有些老年人长期饮食结构单一，容易造成营养不良。

（3）过食肥甘。老年人的味觉、嗅觉减退，致使部分老年人偏爱重口味的食物或甜食。然而，高盐、高脂肪饮食会增加心脑血管疾病的发病率；高糖饮食会导致肥胖，诱发高血压和糖尿病。

（4）喜食泡饭。有些老年人喜欢吃水泡饭、汤泡饭，认为泡饭既简单，又有助于消化。然而，泡饭往往未经充分咀嚼便进入胃内，这样不仅会加重消化系统的负担，引起消化不良，还会使老年人的咀嚼功能退化。

（5）多食少餐。多食少餐是指老年人一天内进食次数少，而每次进食量大。多食少餐导致老年人空腹时间较长，短时间内胃肠负担较重。

（6）饭后立即吃水果。水果中含有大量单糖类物质，很容易被小肠吸收，饭后立即吃水果容易引起血糖快速升高。此外，由于胃内其他食物的存在，水果不能正常地被消化，从而容易引起胃胀气，甚至造成消化功能紊乱。

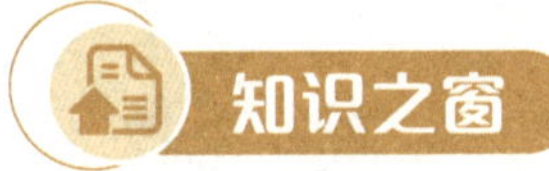

不良饮食习惯容易引发的疾病

不良饮食习惯容易导致老年人某些营养素摄入过多或过少，从而引发一些疾病，常见的有以下几种：

（1）高血压。高血压主要与老年人味觉减退，对钠、饱和脂肪酸的摄入严重超标，而钾、镁、钙的摄入不足有关。

（2）糖尿病。糖尿病除了与老年人胰岛功能减退、胰岛素分泌减少有关外，还与老年人脂类、糖类摄入过多，铬（一种微量元素）和膳食纤维摄入较少有关。

（3）高脂血症。高脂血症与老年人饱和脂肪酸、胆固醇等摄入过多，膳食纤维摄入较少有关，可能诱发脑卒中、冠心病等心脑血管疾病。

（4）便秘。老年人便秘主要是因为水、膳食纤维摄入较少。

二、影响老年人饮食健康的因素

影响老年人饮食健康的因素主要有以下几种：

（1）生理因素。随着年龄的增长，老年人各器官、系统发生退行性改变，如咀嚼能力下降，味觉、嗅觉减退，消化吸收能力下降等，这些都会影响老年人的食欲，进而影响老年人饮食健康。

（2）心理因素。老年人因社会角色的转变，容易产生不良情绪，如烦闷、焦虑等，进而影响饮食健康。

（3）药物影响。随着年龄的增长，老年人容易患一些慢性疾病，需要长期服用药物，这些药物影响了某些营养素的摄入。

（4）营养知识和观念。老年人的营养知识缺乏，或容易听信一些养生谣言，导致其营养素摄入不充足或不全面。

（5）购买能力。购买能力强的老年人有可能出现营养过剩的情况，购买能力弱的老年人则容易出现营养不良的情况。

（6）家庭成员和食物可得性。家庭成员的减少或购物不便，使得老年人每天接触食物的种类和数量下降，影响老年人的饮食健康。

三、指导老年人纠正不良饮食习惯

护理员可按照以下流程来指导老年人纠正不良饮食习惯：

（1）询问老年人的基本饮食习惯，如喜欢的食物种类和口味，平时的进食量等。

（2）判断老年人不良饮食习惯的产生原因及可能带来的不良后果。

（3）告知老年人其存在的不良饮食习惯及危害，将老年人平时存在的身体健康问题与其不良饮食习惯结合起来，引起老年人的重视。例如，如果老年人不吃粗粮，护理员应先向老年人介绍常吃粗粮对身体的益处，并告知其长期食用精粮可能造成的影响，然后结合老年人存在的便秘问题劝说其调整饮食结构。

如何指导老年人纠正不良饮食习惯

（4）提出改进意见，并征求老年人的意见。

（5）详细记录老年人不良饮食习惯的产生原因和改进建议。

（6）整理好资料，报告给家属和医护人员。

任务实施

指导万爷爷纠正不良饮食习惯

【背景材料】

万爷爷今年 76 岁，患有胆囊炎。他十分爱吃红烧肉，每个星期都要吃一次，但每次吃完都会出现腹胀、腹痛、恶心、呕吐等症状。他认为上述症状都是由自己年纪大、消化功能不好导致的。

【实施流程】

（1）学生自由分组，每组两人。

（2）小组成员一人扮演万爷爷，一人扮演护理员，进行情景演练。演练内容为：指

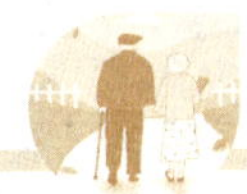

导万爷爷纠正不良饮食习惯。

（3）以小组为单位，在课上进行演练，主讲教师点评，并填写表 2-5 中列举的任务实施评价。

表 2-5　任务实施评价

评分要点	具体要求	总分	得分
情景设计	① 情景设计合理； ② 合理选用道具	10	
基本礼仪	① 衣着整洁，精神饱满； ② 谈吐文雅，举止得体	15	
职业道德	① 爱岗敬业，把为老年人提供优质服务作为第一要务； ② 敬老爱老，在操作过程中充分尊重老年人	15	
专业技能	① 操作规范，遵守操作流程； ② 思路清晰，理由充分； ③ 圆满完成任务	50	
应急处理	对任务实施过程中出现的意外情况能迅速进行分析并妥善处理	10	

项目自评

1. 填空题

（1）人体必需的营养素有________、脂类、糖类、维生素、________、水和膳食纤维七大类。

（2）老年人的基本饮食可分为普通饮食、____________、半流质饮食、流质饮食四类。

（3）坐位包括轮椅坐位和____________。

（4）鼻饲的目的是保证老年人摄入足够的________和药物，以维持生命。

（5）每次鼻饲量不应超过________ 毫升。

2. 选择题

（1）随着年龄的增长，老年人体内的胰岛素对（　　）的调节功能逐渐降低。

A．维生素　　B．矿物质

C．血糖　　D．脂类

（2）当老年人采取轮椅坐位进食时，护理员应将轮椅推至床旁，使轮椅与床边成（　　）度夹角。

A．15～30　　B．30～45

C．0～15　　D．45～60

（3）（　　）无需经过消化过程即可被肠道吸收利用，为人体提供能量及营养。

A．混合奶　　B．普通饮食

C．匀浆膳　　D．要素饮食

（4）下列选项中，属于老年人健康饮食习惯的是（　　）。

A．少食多餐　　B．多食少餐

C．喜食精粮　　D．常吃泡饭

（5）有些老年人长期饮食结构单一，容易造成（　　）。

A．消化不良　　B．营养不良

C．腹泻　　D．腹胀

3．简答题

（1）简述老年人对七大营养素的需求。

（2）如何使用海姆立克急救法抢救噎食且意识清楚的老年人？

（3）简述判断鼻胃管是否在胃内的方法。

（4）简述影响老年人饮食健康的因素。

学习成果评价

请开展学习成果评价，并将评价结果填入表 2-6 中。

表 2-6　学习成果评价

班级		组号		日期	
姓名		学号		主讲教师	
项目名称	老年人饮食照料				
评价项目	评价内容			满分	评分
理论知识（40%）	老年人对七大营养素的需求			5	
	老年人膳食指南			4	
	老年人的基本饮食分类			4	
	为老年人制作膳食应遵循的原则			4	
	老年人进食、饮水情况的观察要点			5	
	鼻饲的定义及鼻饲用品			3	
	鼻饲饮食的分类			3	
	判断鼻胃管是否在胃内的方法			5	
	常见的老年人不良饮食习惯			3	
	影响老年人饮食健康的因素			4	

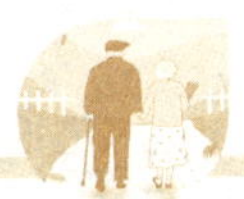

续表

评价项目	评价内容	满分	评分
实践技能（40%）	能够协助老年人摆放进食、饮水体位	8	
	能够协助老年人进食、饮水	8	
	能够识别老年人进食、饮水过程中出现的紧急情况并进行处理	8	
	能够正确为老年人进行鼻饲	8	
	能够指导老年人纠正不良饮食习惯	8	
综合素养（20%）	积极参加教学活动，主动学习、思考、讨论	5	
	具备良好的学习态度	5	
	传承中华传统美德，树立尊老、爱老、敬老、孝老和助老理念	5	
	增强对养老护理行业的信心，自觉投身养老护理行业，努力成长为有理想、有责任、有担当的“青春养老人”	5	
合计		100	
自我评价			
教师评价			

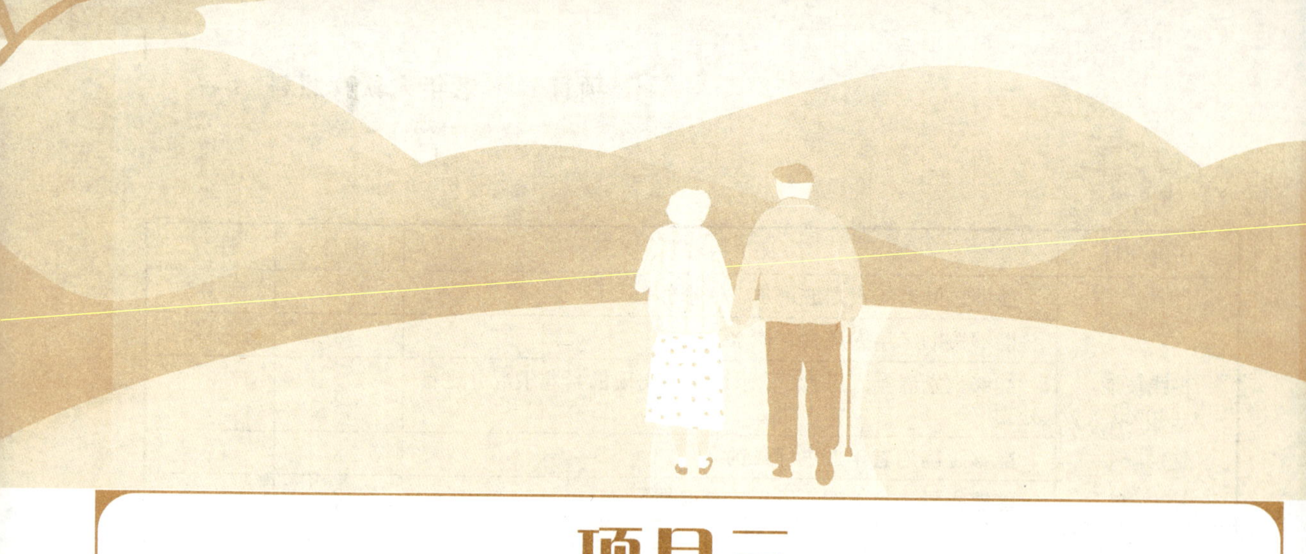

项目三 老年人睡眠照料

项目引言

睡眠是人类生命活动的基本保障。睡眠具有消除疲劳、恢复体力和精力、保护大脑、增强免疫力、康复机体等作用。老年人睡眠质量不佳，容易导致其抵抗力下降，患高血压、心脑血管疾病、糖尿病等疾病的风险增加。为了使老年人的睡眠质量得到保证，护理员要掌握老年人睡眠照料的基本知识，为老年人提供基本的睡眠护理。

知识目标

- 了解老年人的睡眠特点、老年人睡眠环境的构成要素及具体要求。
- 掌握为老年人布置睡眠环境的操作流程。
- 熟悉老年人睡眠障碍的表现、出现原因。
- 掌握帮助老年人克服睡眠障碍的方法。
- 熟悉常见的老年人不良睡眠习惯及纠正方法。
- 掌握指导老年人纠正不良睡眠习惯的操作流程。

素质目标

- 树立爱心、耐心的服务精神，能具体问题具体分析，为老年人解决睡眠过程中遇到的困难。
- 增强接纳、尊重、关爱老年人的意识，在工作过程中随时注意维护老年人的尊严。

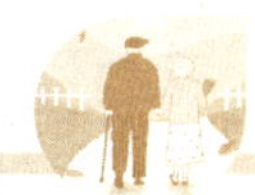

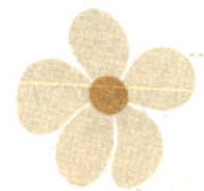

任务一　为老年人营造良好的睡眠环境

任务导入

2022 年中国睡眠白皮书：老年人频繁失眠比率高

2022 年 3 月 17 日，中国睡眠研究会等机构联合发布了《2022 中国国民健康睡眠白皮书》（以下简称《白皮书》）。《白皮书》通过抽样调查和大数据，分析了全国各地不同人群的睡眠情况。

《白皮书》显示，42%的老年人每晚入睡时长超过半小时，失眠率高达 21%，老年人自我认知睡眠质量非常差的群体占比为 9.7%，这几项数据都明显高于年轻人。

调查还显示，年龄越大，睡眠质量越容易受身体健康状况影响，在 61 岁及以上的老年人中，46%会因为健康问题而睡不好。中国睡眠研究会理事郭先生称，老年人的睡眠质量尤其易受高血压、糖尿病等疾病的影响。

（资料来源：中国新闻网，作者于晓，有改动）

思考：

（1）老年人的睡眠呈现出哪些特点？

（2）护理员应如何为老年人布置睡眠环境，以提高其睡眠质量？

一、老年人的睡眠特点

随着年龄的增长，老年人的睡眠呈现出以下特点：

（1）睡眠时长缩短。一般而言，60～80 岁的健康老年人每天的总睡眠时长为 6～7 小时。老年人的身体、心理状况不同，其睡眠时长也不同，但总的来说，随着年龄的增长，老年人的睡眠时长呈缩短趋势。

（2）浅睡眠期延长。年龄越大，老年人的浅睡眠期越长，深睡眠期越短。

小贴士

浅睡眠期是指大脑未充分休息的时间段，深睡眠期是指大脑处于充分休息状态的时间段。深睡眠期对稳定情绪、平衡心态、恢复精力极为重要。

（3）睡眠中途易醒。随着年龄的增长，老年人大脑调控睡眠的功能减弱，再加上声、光、温度等外界因素的干扰和自身疾病的影响，使得老年人睡觉时十分容易惊醒。

（4）早睡早起。老年人体力下降，很容易感到疲劳，通常有早睡的习惯；又因为睡眠时长缩短，老年人的起床时间也提前了。

课堂讨论

结合自身经历和所学知识，谈谈对“前三十年睡不醒，后三十年睡不着”这句话的理解。

二、老年人睡眠环境的构成要素及具体要求

老年人睡眠环境主要由室内温度与湿度、空气、光线与色彩、声音、床及床上用品、室内设备等构成。

（一）室内温度与湿度

夏季室内温度以22～24℃为宜，冬季室内温度以18～20℃为宜。室内的相对湿度以50%～60%为宜。

（二）空气

老年人入睡前，其卧室（图3-1）应通风换气，这样不仅可以引入新鲜空气，还可以调节室温，减少室内细菌。但在老年人睡觉时，应避免对流风，以免老年人着凉。

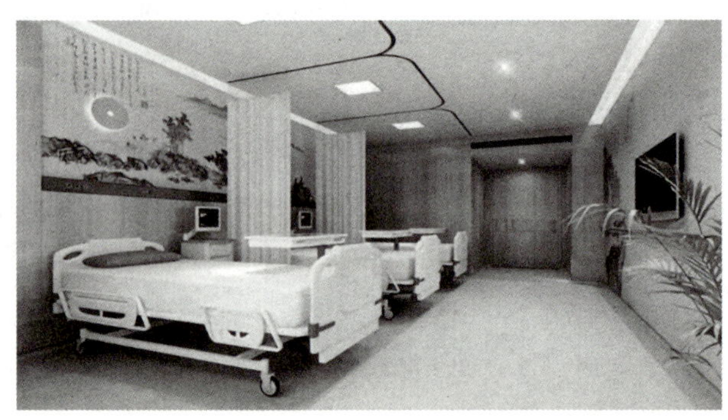

图3-1　老年人卧室

（三）光线与色彩

光线太亮会影响老年人入睡；光线太暗，老年人起夜时易因看不清周围环境而跌倒。因此，夜间应有适当的照明设施，如夜灯。此外，过于浓重的色彩容易引起老年人情绪高涨或低落，影响睡眠。因此，老年人卧室内的色彩应柔和、淡雅。

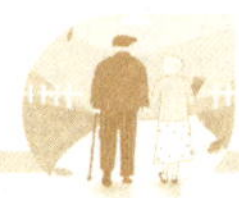

（四）声音

夜间，老年人卧室内的声音不应高于 40 分贝，突发噪声不得超过 55 分贝。

（五）床及床上用品

床铺高低应与老年人的身高相适应，以便其上下床。床垫应满足以下两个条件：① 老年人无论处于哪种睡眠姿势，脊柱都能保持平直舒展；② 老年人躺在上面时，全身都能够得到放松。被子、床单应柔软舒适，并随季节进行调整。枕头软硬、高度适宜。必要时应在床边安装护栏（图 3-2）。

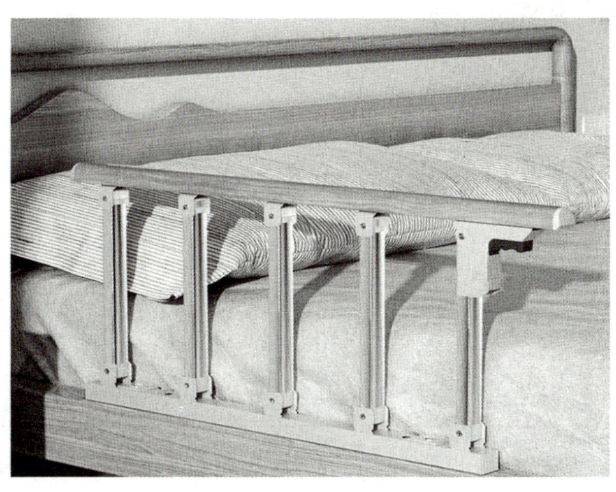

图 3-2　护栏

（六）室内设备

室内设备应简单实用，靠墙摆放，家具的转角宜为弧形，以免碰伤老年人。

三、为老年人布置睡眠环境

护理员为老年人布置睡眠环境的操作流程如下。

如何为老年人布置睡眠环境

（一）服务前准备

（1）室内环境整洁，开窗通风半小时。

（2）护理员衣着整洁，洗净双手。

（3）准备棉被、毛毯等。

（二）与老年人沟通

（1）核对老年人的床号、姓名。

（2）告知老年人该准备熄灯休息了，以取得老年人的配合。

（3）询问老年人睡觉前是否需要排便，并根据需要协助。

（三）布置睡眠环境

（1）关闭窗户，拉上窗帘，关闭电视机等，保持室内安静。

（2）根据需要打开空调或暖气的开关，调节室内温度；根据需要打开空气加湿器的开关，调节室内湿度。

（3）检查床铺上有无杂物；展开被子，使其保持平整；拍松枕头，根据老年人的习惯调整枕头高度。

（4）将呼叫器放于枕边。

（5）根据需要在床边放置便器。

（6）协助老年人脱去衣物就寝，盖好被子。

（7）根据需要拉起护栏。

（8）打开夜灯，关闭房间大灯。

（四）关门退出

轻步退出房间，轻手关门。

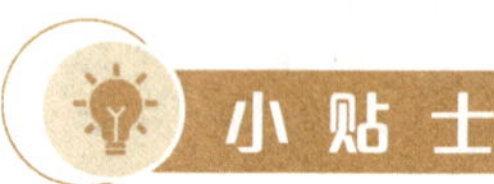

老年人入睡后，护理员应定时巡视，观察老年人的睡眠情况，并根据需要为卧床老年人定时翻身。

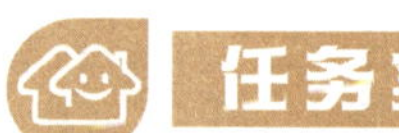

为邓奶奶布置睡眠环境

【背景材料】

邓奶奶今年 76 岁，生活半自理。一天，护理员于 20:30 来到邓奶奶的房间为她布置睡眠环境，此时，邓奶奶正在看电视。邓奶奶告诉护理员她夜里老觉得冷，容易醒。

【实施流程】

（1）学生自由分组，每组两人。

（2）小组成员一人扮演邓奶奶，一人扮演护理员，进行情景演练。

（3）以小组为单位，在课上进行演练，主讲教师点评，并填写表 3-1 中列举的任务实施评价。

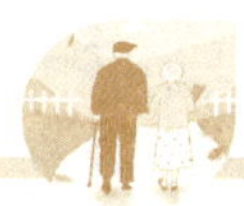

表 3-1　任务实施评价

评分要点	具体要求	总分	得分
情景设计	① 情景设计合理； ② 合理选用道具	10	
基本礼仪	① 衣着整洁，精神饱满； ② 谈吐文雅，举止得体	15	
职业道德	① 爱岗敬业，把为老年人提供优质服务作为第一要务； ② 敬老爱老，在操作过程中充分尊重老年人	15	
专业技能	① 操作规范，遵守操作流程； ② 思路清晰，动作熟练、连贯； ③ 在操作过程中注意保持良好的卫生习惯； ④ 在操作过程中具备安全意识，圆满完成任务	50	
应急处理	对任务实施过程中出现的意外情况能迅速进行分析并妥善处理	10	

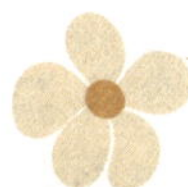

任务二　帮助老年人克服睡眠障碍

任务导入

老年人应小心患睡眠障碍

一夜要醒五六次，迷迷糊糊似睡非睡，直到天明；或总在半夜两三点醒来，再也睡不着……很多人步入老年阶段后，都会有睡眠上的困扰。人们普遍认为“人越老，觉越少”，睡不着只是年纪大了的一种表现。“偶尔的睡不着不要紧，但如果严重影响日常生活，就要当心了。”江苏省中医院老年医学科的滕主任提醒道，“如果老年人经常出现入睡困难（入睡时间超过 30 分钟）、睡眠维持障碍、早醒、睡眠质量下降和睡眠时长明显缩短等现象，并伴有日间功能障碍和睡眠感的缺失，十有八九是患上了睡眠障碍。”

滕主任介绍说，睡眠障碍在老年人中十分常见。老年人易患睡眠障碍的主要原因如下：

（1）生物钟发生改变。随着年龄的增长，体内生长激素和褪黑素分泌减少，人的睡眠模式也会有所改变，大部分老年人的生物钟会提前，他们很多在傍晚六七点时会有睡意，而在凌晨三四点就会醒来，从而导致睡眠紊乱、失调。

（2）疾病或药物的影响。老年人身体器官的功能逐渐退化，使老年人容易遭受各种疾病的侵袭，如冠心病、偏头痛等，这些疾病引起的身体不适会导致老年人出现睡眠障碍。此外，长期服用一些激素类药物，也会导致失眠。

（3）夜尿增多。老年人的泌尿系统功能下降，容易出现夜尿增多的现象，影响睡眠。

（4）其他因素。睡眠环境不好、过度思念子女、精神压力过大等，都会导致老年人的睡眠出现问题。

（资料来源：光明网，作者沈甜，有改动）

思考：

（1）老年人睡眠障碍的表现有哪些？

（2）除了上文提到的原因之外，老年人出现睡眠障碍的原因还有哪些？

（3）护理员应如何帮助老年人克服睡眠障碍？

一、老年人睡眠障碍的表现

睡眠障碍是指睡眠-觉醒过程中表现出来的各种功能障碍。睡眠障碍虽然不会直接威胁生命，但是会影响老年人的精神状态，同时会增加老年人患病（如心脑血管疾病、糖尿病、肿瘤等）的风险。

老年人睡眠障碍的表现主要有：

（1）睡眠不足。许多老年人存在睡眠时长大大缩短、睡眠质量不佳等问题，导致日间精力不足、易疲劳，甚至出现认知障碍。

（2）睡眠过度。有些老年人由于脑供血不足等，会出现睡眠过度的情况，长期处于渴望睡眠的状态，且多为白天嗜睡，夜间易醒。

（3）入睡困难。入睡时间超过 30 分钟。

（4）早醒。早晨醒来的时间比平时提前 30 分钟甚至更久。

（5）睡眠中断。夜间醒来的次数增加。

（6）多梦。入睡后梦境纷纭，且醒来后感觉全身乏力。

二、老年人出现睡眠障碍的原因

老年人出现睡眠障碍的原因可分为生理原因、疾病原因、心理原因、环境原因。

（一）生理原因

（1）随着年龄的增长，老年人的大脑功能逐渐退化，昼夜节律调节能力逐渐下降，

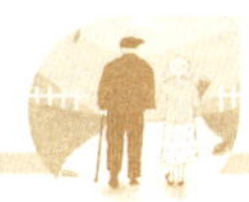

易出现睡眠时长缩短、睡眠中断、早醒等情况。

（2）老年人因生理变化引起的头颈部肌肉松弛、肥胖等，会导致睡眠时呼吸道不畅通，出现打鼾、憋醒等症状，从而严重地影响老年人的睡眠质量。

（二）疾病原因

（1）有些老年人因病采取被动体位，长时间保持一种姿势，易造成肌肉疲劳而难以入睡。

（2）老年人因病服用的一些药物（如激素类药物、作用于中枢神经系统的降压药等）也有可能诱发睡眠障碍。

（3）老年人因病引起的疼痛、恶心、咳嗽、多尿等，也可诱发睡眠障碍。

（4）老年人因病而留置的输液导管、引流管等，易造成牵拉不适，影响其睡眠。

（三）心理原因

老年人容易产生焦虑、激动、紧张等负面情绪，从而引起或加重睡眠障碍。

（四）环境原因

室内温湿度、床具的舒适度等，都有可能影响老年人的睡眠质量。此外，入住养老机构的老年人，通常多人同居一室，使得老年人的睡眠易受同室其他老年人的影响。

三、帮助老年人克服睡眠障碍的方法

（一）协助老年人养成良好的睡眠习惯

护理员可以从以下几个方面入手，协助老年人养成良好的睡眠习惯：

（1）叮嘱老年人每天按时起床、就寝。

（2）叮嘱老年人入睡前勿阅读含有刺激性内容的书报、杂志，勿看情节刺激的电视节目，以免情绪激动、难以入睡。

（3）叮嘱老年人睡前少饮水，协助其排空大小便，以减少其夜间醒来的次数。

（二）合理安排老年人活动

护理员应鼓励老年人白天多参加室外活动，如散步、打太极拳（图 3-3）等，尽量减少卧床时间。同时，还应叮嘱老年人睡前一小时内不要进行剧烈运动，如跳广场舞等，可进行一些有利于放松身心的活动，如背部按摩、睡前保健操、冥想等。

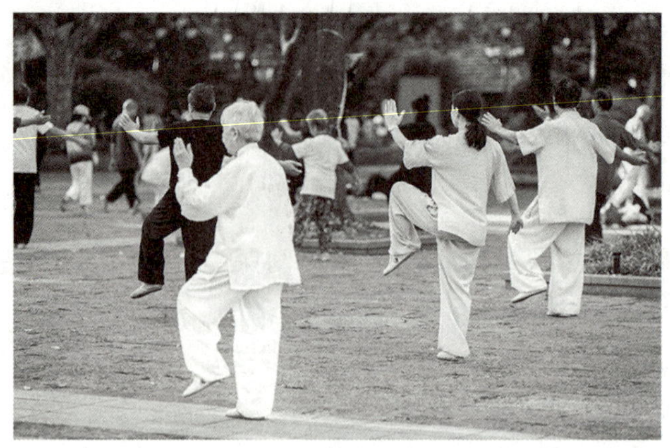

图 3-3　打太极拳

（三）加强夜间巡视

对因疾病卧床的老年人，护理员应加强巡视，定时为老年人翻身，摆放舒适体位。发现老年人有嗜睡或睡眠呼吸暂停等异常情况，应及时报告给家属或医护人员，建议老年人尽快就医。

（四）提高老年人心理健康水平

护理员应重视老年人的心理健康问题，提高对老年人常见心理健康问题的识别能力和干预能力。当发现老年人因负面情绪而影响睡眠质量时，护理员应积极与其沟通，及时排解老年人的负面情绪，改善其睡眠质量。

任务实施

照料刘爷爷入睡

【背景材料】

刘爷爷今年 82 岁，患有冠心病和风湿性关节炎，于一周前坐轮椅入住养老院，居住在三人间。护理员发现，刘爷爷这一周白天都无精打采，经常坐在轮椅上打瞌睡。通过询问得知，刘爷爷入住养老院后，一直睡不好，他也因此越来越焦虑、烦躁。

【实施流程】

（1）学生自由分组，每组两人。

（2）小组成员一人扮演刘爷爷，一人扮演护理员，进行情景演练。演练内容包括：分析可能引起刘爷爷睡眠障碍的原因，帮助刘爷爷克服睡眠障碍。

（3）以小组为单位，在课上进行演练，主讲教师点评，并填写表 3-2 中列举的任务实施评价。

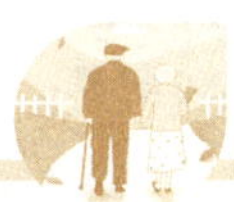

表 3-2　任务实施评价

评分要点	具体要求	总分	得分
情景设计	① 情景设计合理； ② 合理选用道具	10	
基本礼仪	① 衣着整洁，精神饱满； ② 谈吐文雅，举止得体	15	
职业道德	① 爱岗敬业，把为老年人提供优质服务作为第一要务； ② 敬老爱老，在操作过程中充分尊重老年人	15	
专业技能	① 操作规范，遵守操作流程； ② 思路清晰，动作熟练、连贯； ③ 在操作过程中注意保持良好的卫生习惯； ④ 在操作过程中具备安全意识，圆满完成任务	50	
应急处理	对任务实施过程中出现的意外情况能迅速进行分析并妥善处理	10	

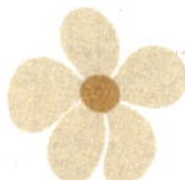

任务三　纠正老年人不良睡眠习惯

任务导入

滥用安眠药的老年人

某天晚上，78 岁的乔奶奶又失眠了。凌晨 3 点，她习惯性地从床头柜中拿出一瓶安眠药，吃了一片。然而这样的尝试这次并没有起作用，黑暗中，乔奶奶的思维变得异常活跃，各种琐碎的小事浮现在脑海。不知不觉，天快亮了，她闭上眼睛，半梦半醒。再睁开眼睛时，已经 8:30 了。

这是乔奶奶近几年的常态，她已经习惯了，在乐观的她的眼里，至少自己在安眠药的帮助下，有时候也能睡个好觉。但在沈阳某医院精神康复中心的王主任看来，自行服用安眠药隐藏着很大的风险，会对老年人的身体造成不可挽回的损伤。王主任接诊了一些自行服用安眠药的老年患者，发现他们对精神科有顾虑，不愿意来找医生看病，然而这些患者里，大约只有 30%是真正需要使用安眠药的。对此，王主任建议失眠的老年人尽快到医院就诊，接受规范的治疗。

（资料来源：新浪网，有改动）

思考：

（1）常见的老年人不良睡眠习惯有哪些？

（2）如何纠正老年人不良睡眠习惯？

一、常见的老年人不良睡眠习惯

常见的老年人不良睡眠习惯有以下几种：

（1）睡眠不规律。睡眠时间不固定、不规律，导致老年人到了就寝时间没有睡意。

（2）睡前进行剧烈活动。剧烈活动既包括体力活动，如跳广场舞等，也包括脑力活动，如下棋等。

（3）滥用药物。有些老年人过度依赖助眠药物，偶尔失眠就自行服用药物，从而出现过度依赖的情况。

（4）使用不良的睡眠姿势，如枕过高或过低的枕头、蒙头睡等。

（5）睡觉时开灯。

（6）睡前过饱或过饥，或睡前饮酒、咖啡、浓茶（图 3-4）等。

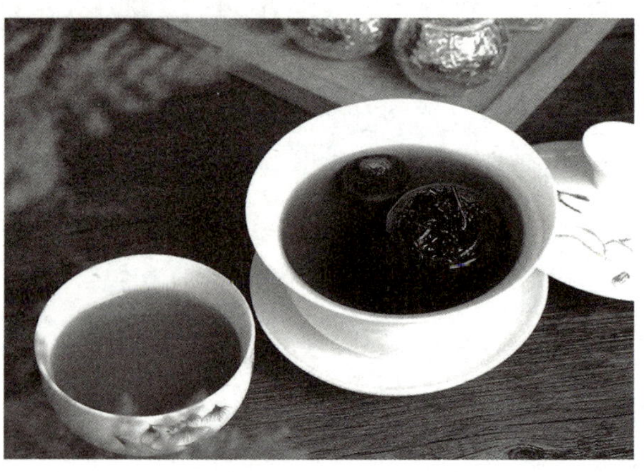

图 3-4　浓茶

二、纠正老年人不良睡眠习惯的方法

护理员可结合具体情况，从以下几个方面入手，帮助老年人纠正不良睡眠习惯。

（一）督促老年人养成良好的饮食、起居习惯

护理员应提倡并督促老年人养成健康的饮食习惯。例如，睡前数小时（一般下午 4 点之后）不食用可使大脑兴奋的食物，如咖啡、浓茶等；晚餐宜清淡，不宜吃得过饱，更不可不吃晚餐，等等。同时，护理员应督促老年人养成早睡早起的习惯，形成固定的睡眠时间。

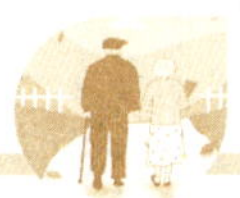

（二）帮助老年人睡前放松身心

护理员应为老年人讲解睡前进行剧烈活动的危害，建议老年人睡前一小时内勿进行剧烈的体力活动或脑力活动，并采取适当的手段（如为老年人泡脚或放催眠音乐等）帮助其放松身心，尽快入睡。

（三）劝说老年人合理使用安眠药

护理员应建议失眠的老年人首选非药物治疗手段，如推拿、音乐疗法。当非药物治疗手段不起作用时，护理员可建议老年人及时就医，在医生的指导下进行药物治疗。若发现老年人有滥用安眠药的习惯，护理员应及时劝说，以避免老年人过度依赖药物助眠。

（四）指导老年人选择舒适的睡姿

护理员应提醒老年人选择舒适、自然、放松的睡眠姿势。老年人的最佳睡眠姿势为右侧卧位（图 3-5），这样既可以避免心脏受压迫，又有利于血液循环。此外，护理员应为老年人更换高度适宜的枕头，避免因枕头过低或过高影响老年人的睡眠质量。

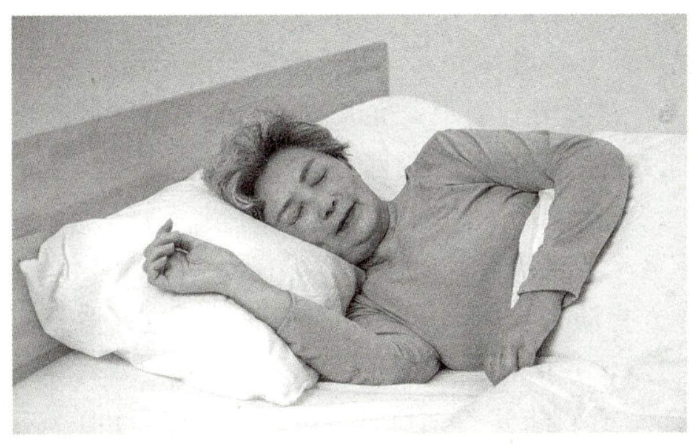

图 3-5　右侧卧位

三、指导老年人纠正不良睡眠习惯

护理员可按照以下流程来指导老年人纠正不良睡眠习惯：

（1）与老年人沟通，询问其身体状况、睡眠情况、饮食习惯、兴趣爱好等。

（2）根据沟通结果和老年人的表现，结合所学知识，判断老年人存在哪些不良睡眠习惯。

（3）与老年人确认其存在的不良睡眠习惯，并讲解该不良睡眠习惯的危害。得到老年人的认可后，与其讨论纠正不良睡眠习惯的方法。例如，如果老年人因睡前吃得过饱而影响睡眠质量，护理员应告知老年人，这样会加重胃肠消化负担，使得血液向胃肠道集中，心脑的血流相对减少，易引发心肌梗死、脑梗死等疾病；在得到老年人的认可后，提出睡前不进食或减少晚餐进食量的建议。

（4）及时与老年人沟通，了解老年人不良睡眠习惯的纠正情况。鼓励睡眠质量有改善的老年人坚持不懈，对改善效果不佳的老年人要再次与其讨论改善方法。

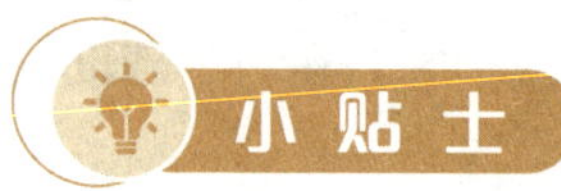

小贴士

在指导老年人纠正不良睡眠习惯的过程中，护理员要保持积极主动的态度，耐心、认真地听取老年人的诉求。护理员可采取一定的措施充分调动老年人的积极性，如让老年人互相监督、设立奖惩制度等，使老年人能主动配合、共同参与。此外，护理员还要随时了解老年人不良睡眠习惯的纠正情况，并根据具体情况随时调整纠正措施。

任务实施

指导戴奶奶纠正不良睡眠习惯

【背景材料】

戴奶奶今年 75 岁，是一名退休的大学教师，患有高血压、冠心病，近期入住养老院。戴奶奶平时喜欢喝浓茶，常常熬夜看书，尤其喜欢看推理小说。护理员发现戴奶奶白天总是打瞌睡，晚上却越来越精神，经常凌晨两三点还没睡着。

【实施流程】

（1）学生自由分组，每组两人。

（2）小组成员一人扮演戴奶奶，一人扮演护理员，进行情景演练。演练内容为：找出戴奶奶的不良睡眠习惯，并指导其纠正。

（3）以小组为单位，在课上进行演练，主讲教师点评，并填写表 3-3 中列举的任务实施评价。

表 3-3　任务实施评价

评分要点	具体要求	总分	得分
情景设计	① 情景设计合理； ② 合理选用道具	10	
基本礼仪	① 衣着整洁，精神饱满； ② 谈吐文雅，举止得体	15	
职业道德	① 爱岗敬业，把为老年人提供优质服务作为第一要务； ② 敬老爱老，在操作过程中充分尊重老年人	15	
专业技能	① 操作规范，遵守操作流程； ② 思路清晰，分析准确； ③ 劝说合理、有效，圆满完成任务	50	
应急处理	对任务实施过程中出现的意外情况能迅速进行分析并妥善处理	10	

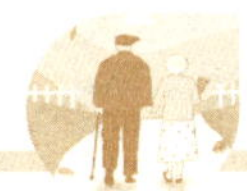

项目自评

1. 填空题

（1）60～80 岁的健康老年人每天的总睡眠时长为__________小时。

（2）老年人睡觉时的室内温度，夏季以_____～24℃为宜，冬季以_____～20℃为宜。

（3）老年人入睡困难是指其入睡时间超过__________分钟。

2. 选择题

（1）老年人睡觉时，室内的相对湿度以（　　）为宜。

A．低于 30%　　B．30%～40%

C．50%～60%　　D．70%～80%

（2）夜间，老年人卧室内的突发噪声不得超过（　　）分贝。

A．40　　B．45

C．50　　D．55

（3）下列选项中，属于老年人出现睡眠障碍的生理原因的是（　　）。

A．多人同居一室

B．昼夜节律调节能力下降

C．室内温湿度

D．焦虑、激动、紧张等负面情绪

（4）老年人的最佳睡眠姿势为（　　）。

A．左侧卧位　　B．右侧卧位

C．仰卧　　D．俯卧

3. 简答题

（1）简述老年人的睡眠特点。

（2）简述老年人睡眠障碍的表现。

（3）简述纠正老年人不良睡眠习惯的方法。

学习成果评价

请开展学习成果评价，并将评价结果填入表 3-4 中。

表 3-4　学习成果评价

<table>
<tr><td>班级</td><td></td><td>组号</td><td></td><td>日期</td><td></td></tr>
<tr><td>姓名</td><td></td><td>学号</td><td></td><td>主讲教师</td><td></td></tr>
<tr><td>项目名称</td><td colspan="5">老年人睡眠照料</td></tr>
<tr><td>评价项目</td><td colspan="3">评价内容</td><td>满分</td><td>评分</td></tr>
<tr><td rowspan="7">理论知识（40%）</td><td colspan="3">老年人的睡眠特点</td><td>6</td><td></td></tr>
<tr><td colspan="3">老年人睡眠环境的构成要素及具体要求</td><td>7</td><td></td></tr>
<tr><td colspan="3">老年人睡眠障碍的表现</td><td>6</td><td></td></tr>
<tr><td colspan="3">老年人出现睡眠障碍的原因</td><td>5</td><td></td></tr>
<tr><td colspan="3">帮助老年人克服睡眠障碍的方法</td><td>6</td><td></td></tr>
<tr><td colspan="3">常见的老年人不良睡眠习惯</td><td>5</td><td></td></tr>
<tr><td colspan="3">纠正老年人不良睡眠习惯的方法</td><td>5</td><td></td></tr>
<tr><td rowspan="3">实践技能（40%）</td><td colspan="3">能够为老年人布置睡眠环境</td><td>15</td><td></td></tr>
<tr><td colspan="3">能够帮助老年人克服睡眠障碍</td><td>15</td><td></td></tr>
<tr><td colspan="3">能够指导老年人纠正不良睡眠习惯</td><td>10</td><td></td></tr>
<tr><td rowspan="4">综合素养（20%）</td><td colspan="3">积极参加教学活动，主动学习、思考、讨论</td><td>5</td><td></td></tr>
<tr><td colspan="3">具备良好的学习态度</td><td>5</td><td></td></tr>
<tr><td colspan="3">传承中华传统美德，树立尊老、爱老、敬老、孝老和助老理念</td><td>5</td><td></td></tr>
<tr><td colspan="3">增强对养老护理行业的信心，自觉投身养老护理行业，努力成长为有理想、有责任、有担当的“青春养老人”</td><td>5</td><td></td></tr>
<tr><td colspan="4">合计</td><td>100</td><td></td></tr>
<tr><td>自我评价</td><td colspan="5"></td></tr>
<tr><td>教师评价</td><td colspan="5"></td></tr>
</table>

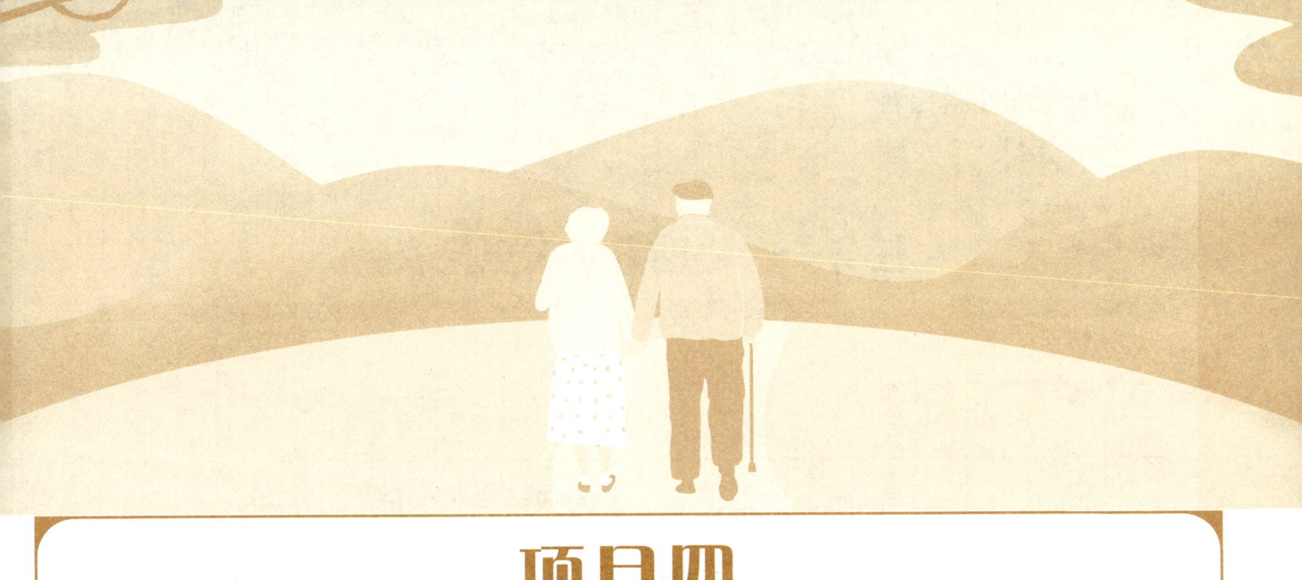

项目四
老年人穿着照料

项目引言

随着年龄的增长，老年人的体温调节中枢功能减退，抗寒能力降低，在穿着上如果不注意，很容易着凉。此外，舒适、得体、美观的穿着还有助于增强老年人社交时的自信心。因此，为了促进老年人的身心健康，护理员应精心照料老年人的穿着。

知识目标

- 熟悉为老年人选择衣物的原则。
- 掌握协助老年人更换开襟上衣、套头上衣、裤子、鞋袜的操作流程。
- 熟悉矫形器的作用与类型。
- 掌握协助老年人穿脱矫形器的操作流程及注意事项。

素质目标

- 弘扬尊老、敬老、爱老的传统美德，在协助老年人更换衣物时，能做到充分尊重老年人的意愿，并注意保护老年人的隐私。
- 树立将科技运用于老年护理工作的意识，使老年人享受更有品质的养老服务。

任务一　协助老年人更换衣物

任务导入

衡阳养老护理职业竞赛“绝活”不断

2021 年 8 月，湖南省养老护理职业技能竞赛衡阳赛区选拔赛拉开序幕，48 名参赛选手同台竞技，比拼养老护理技能。

此次竞赛为期两天，旨在推进全市养老护理员队伍建设，激励技能人才成长，坚持以赛促学、以赛促训、以赛促评、以赛促建，激发广大养老护理员“学技术、练本领、比技能”的热潮，使他们不断提高业务能力，为服务对象营造更加优质的服务环境。

竞赛分为理论和实操两个部分。其中，实操竞赛的内容包括使用热水袋为老人保暖、为老人更换衣服、为卧床老人更换床单等。

“我们先用右手去帮助不太方便的左手穿衣服，再把右边的衣服穿上，最后把衣服整理一下，扣上扣子……”台上，参赛选手小王正在进行“为‘半瘫痪老人’更换衣服”的实操竞赛项目。操作过程中，小王始终面带微笑，低声细语，十分专业。“笑容可以让老人感受到爱和温暖。我们护理员在实际工作中也要给老人更多的爱心和耐心，让他们感受到亲人般的温暖。”小王说。

（资料来源：中华人民共和国民政部网站，有改动）

思考：

护理员应如何协助老年人更换衣物？

一、为老年人选择衣物的原则

护理员在照料老年人时，有时会需要为老年人选择衣物。在为老年人选择衣服、鞋袜、帽子等衣物时，护理员均应遵循一定的原则。

（一）衣服

1. 实用

老年人的衣服款式要简单、方便穿脱，如开襟上衣。夏季应为老年人选择吸汗能力强、透气性好、便于清洗的衣服，如棉背心、真丝衬衫等。冬季应为老年人选择保暖性能好的衣服，如棉袄、毛衣、羽绒服等。

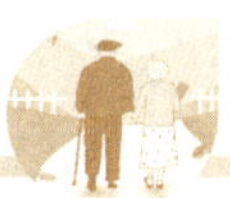

2. 舒适

纯棉衣服质地柔软，具有良好的透气性和保暖性，且相较于其他材质的衣服不容易引起老年人皮肤瘙痒。因此，护理员在为老年人选择贴身衣服时，最好选择纯棉制品。为老年人选择外套时，可选择毛呢面料、化纤面料的外套，既耐磨，又舒适。

3. 整洁

护理员发现老年人的衣服上有污渍时，要及时为其更换，使其保持衣服整洁。此外，老年人的内衣及夏季衣服也应常换常洗。

4. 美观

“爱美之心，人皆有之”，护理员在为老年人选择衣服时，可根据老年人的喜好，为其选择符合其气质的衣服。

（二）鞋袜

1. 保暖

脚部皮下脂肪较薄，保温性能差，加之老年人的末梢血液循环不良，故老年人更容易觉得脚冷。护理员应注意给老年人做好脚部保暖工作。冬季，应给老年人穿防寒性能较好的棉袜或毛袜，以及保温、透气、防滑的棉鞋。其他季节，宜给老年人穿轻便布鞋（图 4-1）和厚薄适中的棉袜。

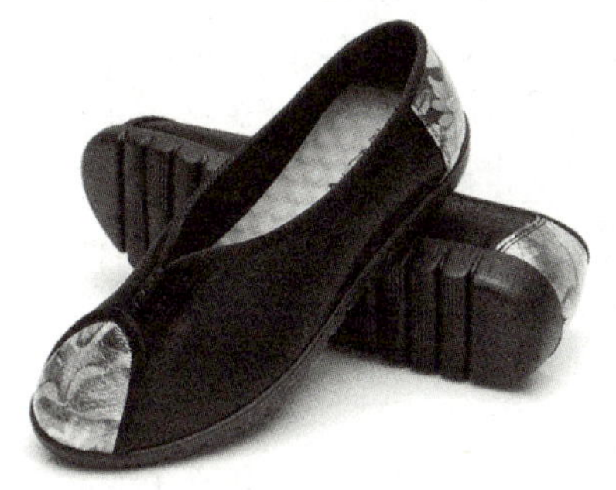

图 4-1　布鞋

2. 舒适

护理员应给老年人穿袜口较宽松的袜子，以免袜口过紧影响血液回流，引起脚部肿胀不适。护理员为老年人选择鞋子时，应选择与老年人脚掌形状相符、足底略宽、透气性良好、柔软、轻便、安全的鞋子。

3. 清洁

护理员应为老年人选择清洁、干燥的鞋袜，发现老年人的鞋袜上有污渍或水迹时，应及时为其更换。

（三）帽子

1．实用

在冬季，护理员应为老年人选择柔软且保暖性能好的毛线帽、羽绒帽等；在夏季，护理员应为老年人选择颜色浅、透气性较好、有帽檐的草帽或布帽等。

2．得体

护理员为老年人选择帽子时，应注意帽子的样式、颜色、材质等应与老年人的衣服、当地的风俗习惯等相匹配。

3．舒适

护理员在为老年人选择帽子时，应根据老年人的身体情况为其选择舒适的帽子。例如，可为头皮油脂分泌旺盛的老年人选择透气、轻薄的帽子，为体质较弱、易感冒的老年人选择呢料或毛线帽子。

二、协助老年人更换开襟上衣

护理员协助老年人更换开襟上衣的操作流程如下。

（一）服务前准备

（1）室内光线充足，温湿度适宜，门窗呈关闭状态。

（2）护理员衣着整洁，洗净双手，准备干净的开襟上衣。

如何协助老年人更换开襟上衣

（二）与老年人沟通

（1）提醒老年人准备更换上衣，以取得老年人的配合。

（2）询问老年人有无特殊需求，并根据需要协助。

（三）更换开襟上衣

（1）协助老年人坐起。解开老年人的上衣扣子（或拉开上衣的拉链），如图 4-2（a）所示。拉下衣领，脱去一侧衣袖，如图 4-2（b）所示。将衣服绕至老年人的另一侧，脱下另一侧衣袖，如图 4-2（c）所示。

（2）展开干净的开襟上衣，一只手从袖口伸入，穿过袖管并握住老年人的手，另一只手将衣领往上提拉至老年人的肩膀，如图 4-2（d）所示。

（3）叮嘱老年人身体稍微前倾，将开襟上衣从老年人背后绕至另一侧，协助老年人将另一只手臂伸入衣袖，如图 4-2（e）所示。

（4）扣好开襟上衣的扣子（或拉好拉链），如图 4-2（f）所示。

（5）穿好衣服后，将老年人的上衣拉平整，并整理衣袖和衣领。

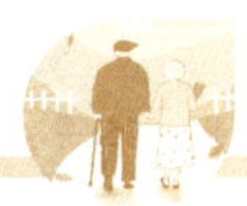

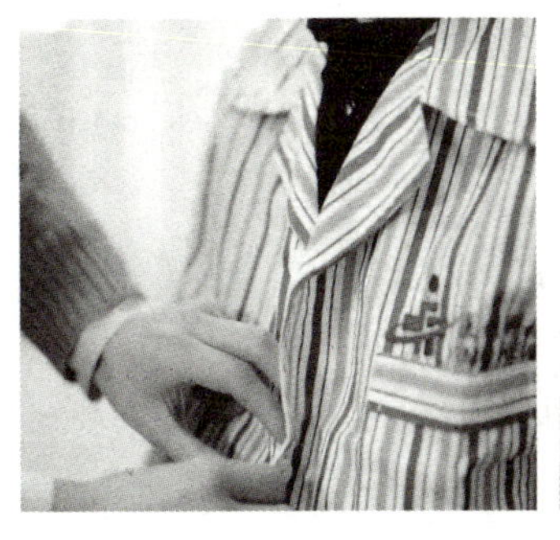
(a)

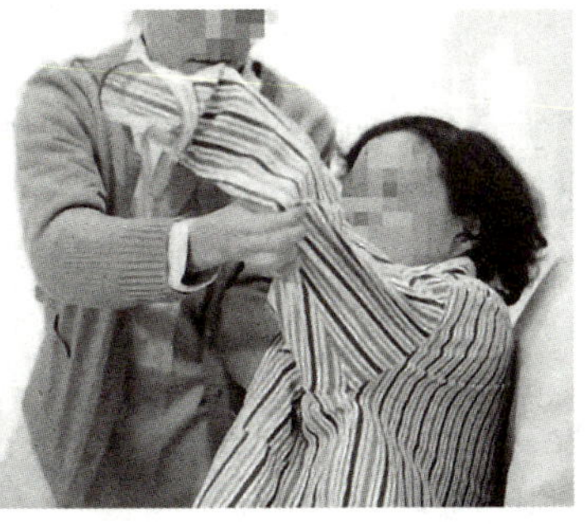
(b)

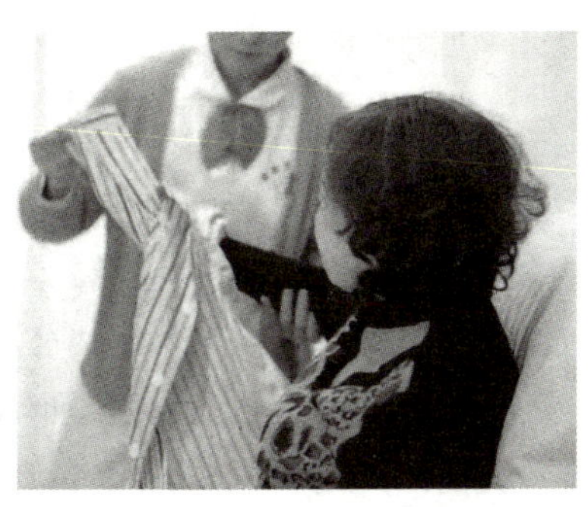
(c)

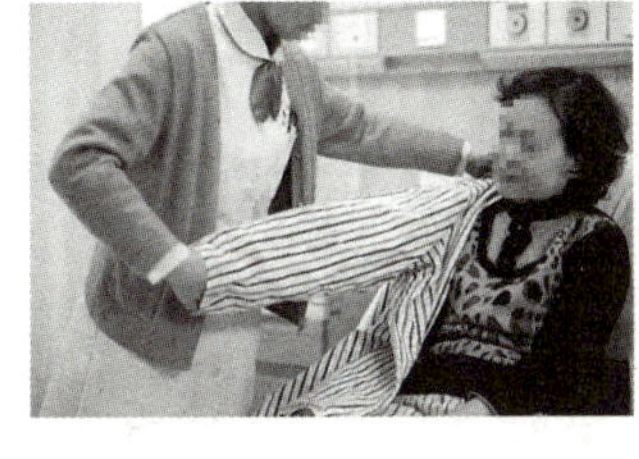
(d)

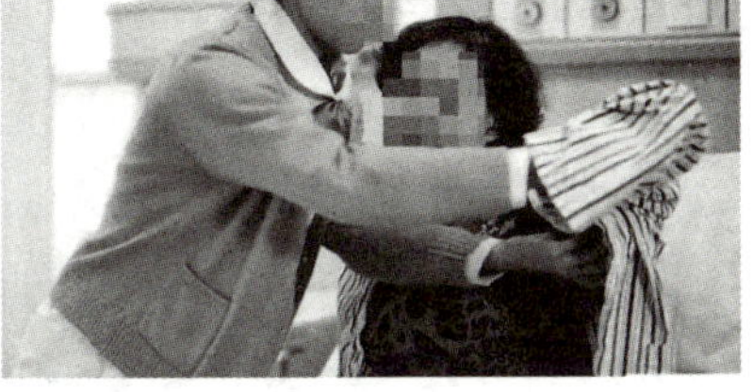
(e)

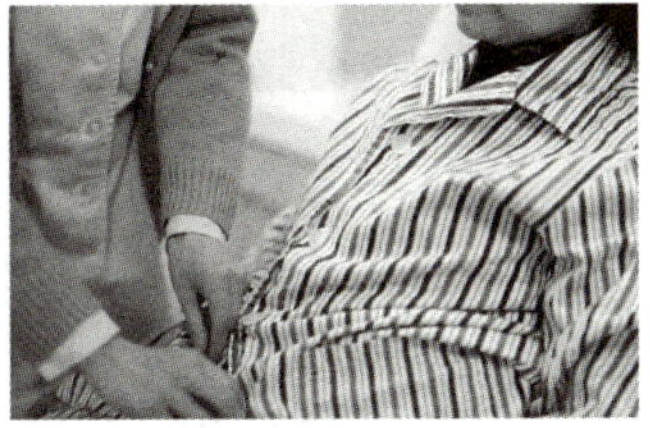
(f)

图 4-2　为老年人更换开襟上衣

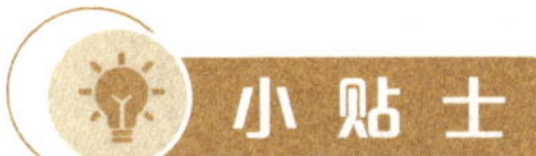

护理员在为老年人更换开襟上衣时，如果需要老年人配合，应及时、耐心地与其沟通。操作时，动作应轻、快，避免老年人受伤或着凉。

为偏瘫老年人脱衣时，应先脱健侧（即健康一侧）的衣服，再脱患侧（即患病一侧）的衣服；穿衣时，应先穿患侧的衣服，再穿健侧的衣服。

三、协助老年人更换套头上衣

护理员协助老年人更换套头上衣的操作流程如下。

如何协助老年人更换套头上衣

（一）服务前准备

（1）室内光线充足，温湿度适宜，门窗呈关闭状态。

（2）护理员衣着整洁，洗净双手，准备干净的套头上衣。

（二）与老年人沟通

（1）提醒老年人准备更换上衣，以取得老年人的配合。

（2）询问老年人有无特殊需求，并根据需要协助。

（三）更换套头上衣

（1）协助老年人坐起。将老年人身上的套头上衣的下端向上轻拉至胸口，一只手扶住老年人，另一只手从背后向前脱去衣身部分。

（2）轻拉近侧袖口，脱下衣袖；用同样的方法脱下另一侧衣袖。

（3）展开干净的套头上衣，辨别前后。

（4）一只手从衣服袖口伸入，直至衣服下端的开口处，握住老年人的手，往上轻拉，套上衣袖；用同样的方法套上另一侧衣袖。

（5）一只手托住老年人的后脑勺，另一只手握住衣身背后的下沿至领口部分，将其套过老年人的头部。

（6）将衣身向下拉至平整。

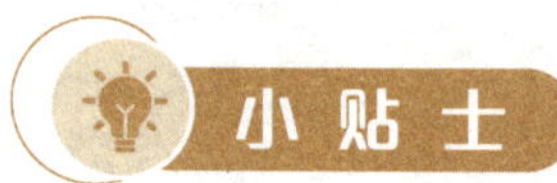

护理员在为老年人更换套头上衣时，应尽量将套头上衣的领口拉开，以方便老年人的头部通过。

四、协助老年人更换裤子

护理员协助老年人更换裤子的操作流程如下。

如何协助老年人更换裤子

（一）服务前准备

（1）室内光线充足，温湿度适宜，门窗呈关闭状态。

（2）护理员衣着整洁，洗净双手，准备干净的裤子。

（二）与老年人沟通

（1）提醒老年人准备更换裤子，以取得老年人的配合。

（2）询问老年人有无特殊需求，并根据需要协助。

（三）更换裤子

（1）为老年人松开裤带，或解开扣子。

（2）若老年人不能配合抬臀，护理员应先协助老年人将身体左倾，将其右侧的裤腰下拉至臀部，再协助老年人将身体右倾，将其左侧的裤腰下拉至臀部。若老年人能配合抬臀，护理员应叮嘱老年人屈膝、抬臀，在老年人的配合下，一只手扶住老年人的腰部，另一只手快速将老年人的裤腰拉至臀部以下。

（3）双手分别拉住老年人身体两侧的裤腰部分，将裤子向下脱至膝部；抬起老年人一侧下肢，脱去裤腿；用同样的方法脱去另一侧的裤腿。

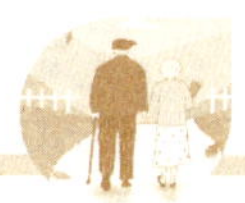

（4）展开干净的裤子，分清前后。一只手从裤腿口伸进去，直至裤腰处，将裤腿套在手臂上，然后抓住老年人的脚踝，另一只手将裤腿往老年人大腿的方向提拉；用同样的方法穿好另一侧裤腿。

（5）将裤腰向上提拉至老年人的臀部。若老年人不能配合抬臀，护理员应先协助老年人将身体左倾，将其右侧的裤腰上拉至腰部；再协助老年人将身体右倾，将其左侧的裤腰上拉至腰部。若老年人能配合抬臀，护理员应叮嘱老年人屈膝、抬臀，在老年人的配合下，一只手扶住老年人的腰部，另一只手快速将裤腰上拉至腰部。

（6）整理裤腰，系好腰带或扣上扣子。

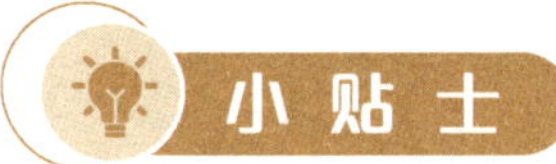

护理员在为老年人穿脱裤子时，动作应轻柔，以免拉伤老年人。

五、协助老年人更换鞋袜

护理员协助老年人更换鞋袜的操作流程如下。

（一）服务前准备

（1）室内光线充足，温湿度适宜。

（2）护理员衣着整洁，洗净双手，准备干净、舒适的鞋袜。

（二）与老年人沟通

（1）提醒老年人准备更换鞋袜，以取得老年人的配合。

（2）询问老年人有无特殊需求，并根据需要协助。

（三）更换鞋袜

（1）搀扶老年人坐在椅子上。蹲下身体，解开老年人的鞋带（或撕开魔术贴），一只手握住老年人的脚踝，另一只手捏住鞋后帮，将鞋子脱下；用同样的方法脱下另一只鞋子。

（2）双手拉住袜口的两侧，向下脱去袜子。

（3）取干净袜子，双手分别捏住袜口至袜尖处，将老年人的脚趾套入袜口，然后向脚踝方向提拉袜子，直至袜跟与老年人脚后跟贴合。

（4）取干净鞋子，一只手握住鞋跟部分，另一只手托起老年人的脚后跟，将脚套入鞋内。

（5）系好鞋带（或粘上魔术贴）。

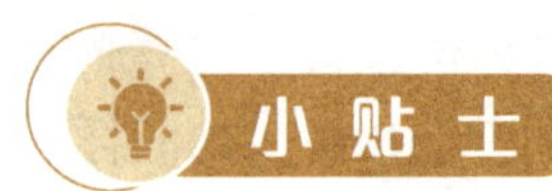

护理员应待老年人坐稳之后，再开始为其更换鞋袜。为老年人穿袜子时，应注意分清袜子的正反面。为老年人穿鞋前，应检查鞋内是否平整、有无异物。

任务实施

为曾爷爷更换衣物

【背景材料】

曾爷爷今年 84 岁，患有帕金森病，生活半自理。早上吃饭时，曾爷爷因为帕金森病发作而手抖个不停，导致手中的一碗小米粥洒到了他穿着的开襟上衣、裤子和鞋袜上。

【实施流程】

（1）学生自由分组，每组两人。

（2）小组成员一人扮演曾爷爷，一人扮演护理员，进行情景演练。演练内容为：为曾爷爷更换开襟上衣、裤子和鞋袜。

（3）以小组为单位，在课上进行演练，主讲教师点评，并填写表 4-1 中列举的任务实施评价。

表 4-1　任务实施评价

评分要点	具体要求	总分	得分
情景设计	① 情景设计合理； ② 合理选用道具	10	
基本礼仪	① 衣着整洁，精神饱满； ② 谈吐文雅，举止得体	15	
职业道德	① 爱岗敬业，把为老年人提供优质服务作为第一要务； ② 敬老爱老，在操作过程中充分尊重老年人	15	
专业技能	① 操作规范，遵守操作流程； ② 思路清晰，动作熟练、连贯； ③ 在操作过程中注意保持良好的卫生习惯； ④ 在操作过程中具备安全意识，圆满完成任务	50	
应急处理	对任务实施过程中出现的意外情况能迅速进行分析并妥善处理	10	

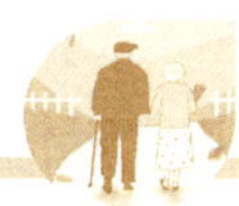

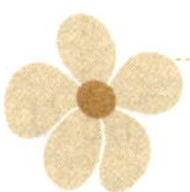

任务二　协助老年人穿脱矫形器

任务导入

湖南选手在全国护理职业技能大赛上大放光彩

2021 年 12 月，由民政部、人力资源社会保障部联合举办的全国养老护理职业技能大赛决赛在江苏省南京市拉开帷幕。来自全国各省（自治区、直辖市）和新疆生产建设兵团的 128 位选手参加了实际技能操作角逐。

按照赛程设置，128 名选手被分成 4 组，分别在 4 个赛道同时进行操作技能考核。赛场“一比一”还原了居家、社区、机构三大场景。在居家照护场景里，选手要劝说左脚跛行的独居老人不再拒绝训练，并为其正确地佩戴矫形器，以进行康复训练。

长沙市某福利院的“90 后”护理员小翟表示，与以往的比赛不同，这次的老人表现出强烈的情感需求，比赛难度相比以往也提高了一个量级。小翟在赛后“复盘”时介绍，比赛中老人对她说：“我的腿有毛病，走路很难看。”在对老人进行能力评估后，小翟柔声细语地鼓励老人：“奶奶，我刚才评估了一下，您右侧不受影响，还可以在辅具支持下行动，比很多人都强呢。我们要不要穿上矫正器，拄着拐杖，试一试康复训练啊？”在经过老人同意后，小翟熟练地为老人穿上了踝足矫形器。在小翟的帮助和鼓励下，原本抗拒训练的老人开始慢慢地尝试站起来进行康复训练。娴熟的护理技能和体贴入微的人文关怀，让她的表现在众多选手中格外抢眼。

（资料来源：湖南省民政厅网站，有改动）

思考：

（1）什么是矫形器？矫形器有何作用？

（2）如何协助老年人穿脱矫形器？

一、矫形器的作用与类型

（一）矫形器的作用

矫形器是指装配于人体四肢、躯干等部位的体外器具的总称，主要具有以下作用：

（1）固定病变肢体，以达到止痛、缓解肌肉痉挛、促使炎症消退或骨折愈合的目的。

（2）限制关节异常活动，以改善肢体功能。

（3）预防或矫正畸形。

（4）减轻肢体局部承重。

（5）帮助具有肢体功能障碍的病人进行肌肉锻炼，以恢复部分生活自理能力。

（6）通过牵引缓解神经压迫症状。

（二）矫形器的类型

按治疗部位的不同，可将矫形器分为脊椎矫形器、上肢矫形器、下肢矫形器三大类，其中每一类矫形器又可细分为不同的小类，如下肢矫形器可分为膝关节矫形器、踝足矫形器等。

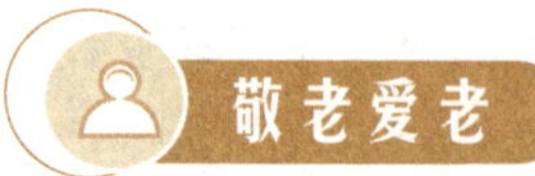
敬老爱老

3D 打印踝足矫形器助中风瘫痪者康复

2022 年年初，李大爷突发脑卒中，导致其左侧肢体严重瘫痪，在几家医院治疗无果后，他来到了广州某医院康复医学科就诊。该医院的刘主任详细评估了李大爷的病情后，认为李大爷通过加强药物治疗，并借助踝足矫形器进行康复治疗，完全可以恢复平地步行的功能。

刘主任表示，传统的踝足矫形器存在许多不足，如制作时间长、制作流程复杂、不能完全与患者的小腿和足部相匹配等。为了让瘫痪的李大爷尽快地站起来，刘主任团队用专业的 3D 扫描仪对其小腿和足部进行扫描，经三维建模后用 3D 打印机打印出定制的踝足矫形器。

当医生帮李大爷穿上 3D 打印踝足矫形器后，李大爷的康复进程明显加快。通过进行站立、转身和步行训练，李大爷很快恢复了平地步行功能，这让他和家人都非常开心。

刘主任表示，对于脑卒中导致偏瘫的患者，偏瘫早期穿戴 3D 打印踝足矫形器，可以预防偏瘫侧踝关节挛缩；待病情好转后，穿戴该矫形器可起到支撑下肢的作用，有利于早期康复治疗，避免踝关节扭伤，减少卧床并发症。

除了踝足矫形器外，3D 打印技术还能解决许多因脑卒中瘫痪导致的疑难问题。例如，3D 打印上肢矫形器可以帮助严重瘫痪的脑卒中患者预防和改善上肢关节挛缩。

（资料来源：中国新闻网，作者苑菁菁，有改动）

二、协助老年人穿脱弹力踝足矫形器

护理员应在医生或矫形师的指导下，协助老年人穿脱简易的矫形器。下面以协助老年人穿脱弹力踝足矫形器（图 4-3）为例，讲解协助老年人穿脱矫形器的操作流程及注意事项。

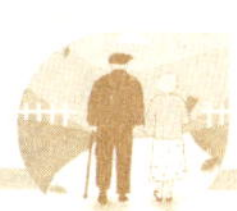

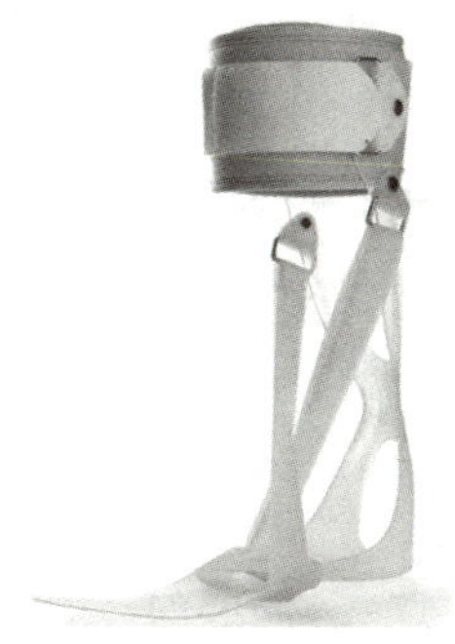

图 4-3　弹力踝足矫形器

（一）协助老年人穿脱弹力踝足矫形器的操作流程

1. 服务前准备

（1）室内光线充足，温湿度适宜。

（2）护理员衣着整洁，洗净双手。

（3）检查弹力踝足矫形器是否清洁、完好。

2. 与老年人沟通

提醒老年人准备穿脱弹力踝足矫形器，以取得老年人的配合。

如何协助老年人穿脱弹力踝足矫形器

3. 穿弹力踝足矫形器

（1）协助老年人坐好，将矫形器垂放在老年人患侧脚旁。蹲下身体，将老年人患侧的裤腿挽至膝盖处，一只手托起老年人患侧的脚后跟，另一只手扶稳矫形器，将老年人的脚放入矫形器，并使脚后跟紧贴矫形器足跟处踩稳，如图 4-4（a）所示。

（2）粘贴小腿部固定带的魔术搭扣，将小腿外侧弹力绑带穿过内侧卡环，反折粘贴固定。

（3）将小腿内侧弹力绑带自足背外侧向下绕足一周，包绕矫形器足底，如图 4-4（b）所示。从足内侧向外侧牵拉，调整弹力绑带的松紧程度，并将其穿过小腿外侧卡环，反折粘贴固定，如图 4-4（c）所示。

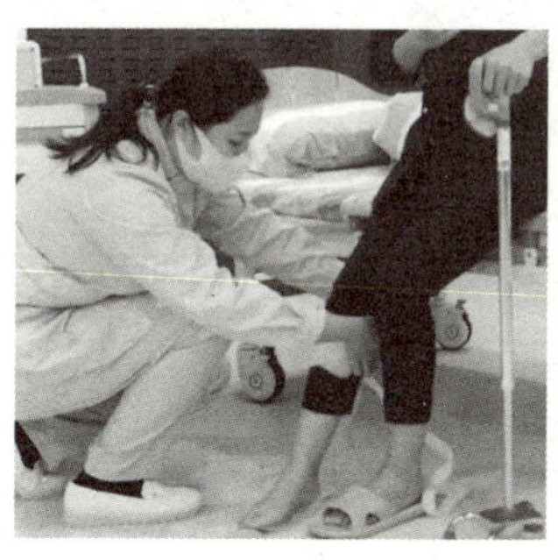

（a）

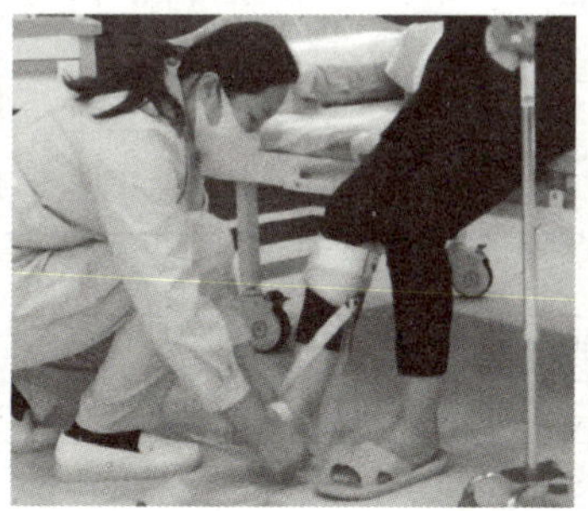

（b）

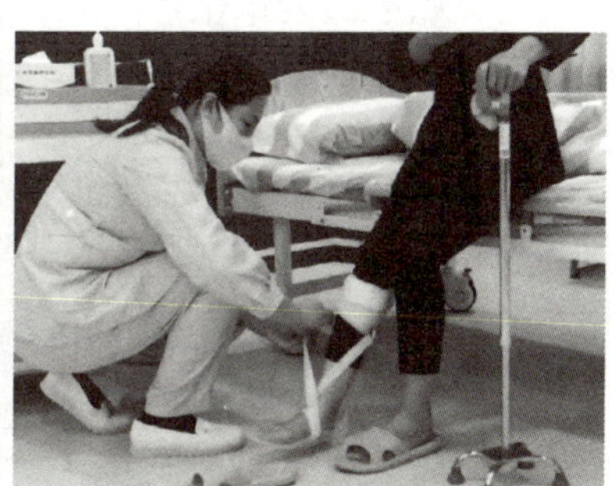

（c）

图 4-4　为老年人穿弹力踝足矫形器

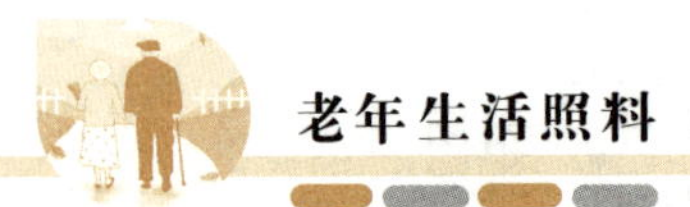

（4）协助老年人穿好鞋袜，放下裤腿，并进行日常的康复训练。

4. 脱弹力踝足矫形器

（1）协助老年人坐好，蹲下身体，将老年人患侧的裤腿挽至膝盖处。

（2）脱下老年人的鞋袜，依次松开弹力绑带、小腿部固定带，脱下矫形器。

（3）协助老年人放下裤腿，穿好鞋袜。

（二）协助老年人穿脱弹力踝足矫形器的注意事项

护理员在协助老年人穿脱弹力踝足矫形器时，应注意以下事项：

（1）穿矫形器的过程中应随时询问老年人的舒适度，避免矫形器过松造成滑脱或过紧影响下肢血液循环。

（2）每次为老年人穿戴矫形器的时间应慢慢增加。

（3）每次为老年人穿戴矫形器之前，应注意检查老年人足部和小腿部的皮肤，若发现皮疹，应立即告知医护人员或矫形师。

（4）为老年人穿上矫形器之后必须为其穿平底鞋，并将鞋子适当拉紧，不能穿高跟鞋、拖鞋。

任务实施

协助蔡奶奶穿脱弹力踝足矫形器

【背景材料】

蔡奶奶今年 81 岁，左腿活动不便，需要每天穿弹力踝足矫形器进行康复训练。

【实施流程】

（1）学生自由分组，每组两人。

（2）小组成员一人扮演蔡奶奶，一人扮演护理员，进行情景演练。演练内容为：协助蔡奶奶穿脱弹力踝足矫形器。

（3）以小组为单位，在课上进行演练，主讲教师点评，并填写表 4-2 中列举的任务实施评价。

表 4-2　任务实施评价

评分要点	具体要求	总分	得分
情景设计	① 情景设计合理； ② 合理选用道具	10	
基本礼仪	① 衣着整洁，精神饱满； ② 谈吐文雅，举止得体	15	
职业道德	① 爱岗敬业，把为老年人提供优质服务作为第一要务； ② 敬老爱老，在操作过程中充分尊重老年人	15	

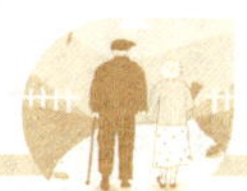

续表

评分要点	具体要求	总分	得分
专业技能	① 操作规范，遵守操作流程； ② 思路清晰，动作熟练、连贯； ③ 在操作过程中注意保持良好的卫生习惯； ④ 在操作过程中具备安全意识，圆满完成任务	50	
应急处理	对任务实施过程中出现的意外情况能迅速进行分析并妥善处理	10	

项目自评

1．填空题

（1）为老年人选择鞋袜的原则有________、________、________。

（2）____________是指装配于人体四肢、躯干等部位的体外器具的总称。

2．选择题

（1）护理员在为老年人选择贴身衣服时，最好选择（　　）制品。

A．丝绸　　B．纯棉

C．毛呢　　D．皮革

（2）按治疗部位的不同，可将矫形器分为脊椎矫形器、（　　）、下肢矫形器三大类。

A．腕指矫形器　　B．手部矫形器

C．上肢矫形器　　D．肘关节矫形器

（3）关于协助老年人穿脱弹力踝足矫形器的注意事项，以下说法正确的是（　　）。

A．应尽量将矫形器绑紧一点，以免滑脱

B．应尽量将矫形器绑松一点，以免影响老年人下肢血液循环

C．为老年人穿上矫形器之后，可以再为其穿上拖鞋

D．每次为老年人穿戴矫形器的时间应慢慢增加

3．简答题

（1）简述为老年人选择衣服的原则。

（2）简述矫形器的作用。

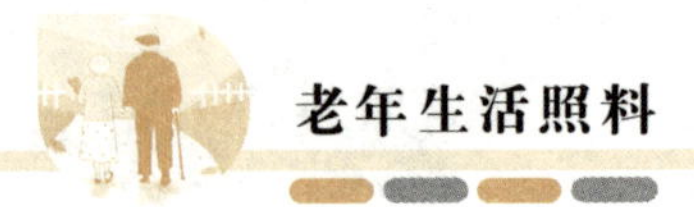

学习成果评价

请开展学习成果评价，并将评价结果填入表 4-3 中。

表 4-3 学习成果评价

<table>
<tr><td>班级</td><td></td><td>组号</td><td></td><td>日期</td><td></td></tr>
<tr><td>姓名</td><td></td><td>学号</td><td></td><td>主讲教师</td><td></td></tr>
<tr><td>项目名称</td><td colspan="5">老年人穿着照料</td></tr>
<tr><td>评价项目</td><td colspan="3">评价内容</td><td>满分</td><td>评分</td></tr>
<tr><td rowspan="2">理论知识
（20%）</td><td colspan="3">为老年人选择衣物的原则</td><td>10</td><td></td></tr>
<tr><td colspan="3">矫形器的作用与类型</td><td>10</td><td></td></tr>
<tr><td rowspan="5">实践技能
（60%）</td><td colspan="3">能够协助老年人更换开襟上衣</td><td>12</td><td></td></tr>
<tr><td colspan="3">能够协助老年人更换套头上衣</td><td>12</td><td></td></tr>
<tr><td colspan="3">能够协助老年人更换裤子</td><td>12</td><td></td></tr>
<tr><td colspan="3">能够协助老年人更换鞋袜</td><td>12</td><td></td></tr>
<tr><td colspan="3">能够协助老年人穿脱矫形器</td><td>12</td><td></td></tr>
<tr><td rowspan="4">综合素养
（20%）</td><td colspan="3">积极参加教学活动，主动学习、思考、讨论</td><td>5</td><td></td></tr>
<tr><td colspan="3">具备良好的学习态度</td><td>5</td><td></td></tr>
<tr><td colspan="3">传承中华传统美德，树立尊老、爱老、敬老、孝老和助老理念</td><td>5</td><td></td></tr>
<tr><td colspan="3">增强对养老护理行业的信心，自觉投身养老护理行业，努力成长为有理想、有责任、有担当的“青春养老人”</td><td>5</td><td></td></tr>
<tr><td colspan="4">合计</td><td>100</td><td></td></tr>
<tr><td>自我评价</td><td colspan="5"></td></tr>
<tr><td>教师评价</td><td colspan="5"></td></tr>
</table>

项目五
老年人卫生照料

项目引言

老年人身体卫生照料和居室环境卫生照料，是护理员日常工作中非常重要的内容。其中，老年人身体卫生照料包括为老年人清洗头部、修剪指（趾）甲、护理口腔、清洗身体等。护理员应掌握老年人卫生照料的相关知识和操作技能，使老年人的身体和居室环境时刻保持清洁，以减少老年人疾病的发生，使其享受健康快乐的晚年生活。

知识目标

- 掌握为老年人清洗头部、修剪指（趾）甲的操作流程。
- 掌握为老年人清洁口腔，摘戴、清洗义齿的操作流程。
- 掌握为老年人清洗身体的操作流程。
- 掌握为老年人清洁居室环境的操作流程。
- 掌握为老年人整理床单位、更换床上用品、清洗个人物品的操作流程。
- 掌握对老年人进行床旁隔离、对老年人居室进行终末消毒的操作流程。

素质目标

- 认识老年人卫生照料的重要性，加强卫生意识，养成良好的卫生习惯。
- 树立人文关怀的理念，在为老年人提供生活照料的过程中能做到充分尊重老年人的隐私。

任务一　为老年人清洗头部和修剪指（趾）甲

任务导入

北京某敬老院细化养老服务质量标准

北京市某敬老院依据国家和地方养老服务机构服务质量标准，因地制宜地建立起了本院的养老服务质量标准（以下简称“院标”），对养老服务工作的细节进行了充分延展。

以为老人修剪指甲为例，院标对操作流程进行了详细的描述：“可在老人沐浴后修剪（因为此时指甲较软，便于修剪）。平日修剪指甲时，如果老人的指甲较硬，可先用温水浸泡 5～10 分钟，在手下垫纸巾，随后开始修剪指甲。修剪完毕后用纸巾包裹碎屑弃掉，最后整理床铺。”操作流程后面还介绍了注意事项，如“指甲不可修剪得过短”“修剪指甲时不可损伤皮肤”“最好将指甲修剪成圆弧形”等，十分细致。

该院的护理员严格按照院标为老年人提供服务。早上 9 点左右，到了老人该洗脸的时间，护理员小赵来到了李奶奶的房间。

在跟李奶奶打完招呼之后，小赵为李奶奶端来了一盆热水。按照院标中的规定，水温须在 38～40℃。小赵先将一块白色的小毛巾在水里浸泡后拧干，然后用小毛巾的四个角分别擦拭李奶奶的内外眼角。在脸盆中重新清洗毛巾之后，小赵将毛巾缠在手上，依次为李奶奶擦拭额头、鼻尖、鼻翼、脸颊、下巴、耳后、颈部，每个部位都有固定的擦拭方向，且每擦拭一个部位，小赵都会重新清洗一遍毛巾。

小赵说：“为老人服务马虎不得，必须按照程序走。我们都是按照院标来操作的，里面对每一项服务都有详细规定，整个流程做下来，老人的洗脸工作才算完成。”

（资料来源：央广网，作者蒋若静，有改动）

思考：

护理员应如何为老年人修剪指甲和洗脸？

一、为老年人清洗头部

（一）为老年人洗头

为老年人洗头不仅可以保持老年人头发清洁，还可以在洗头过程中通过按摩老年人头部，促进老年人头皮血液循环，从而达到保健的效果。护理员给老年人洗头时，通常采取

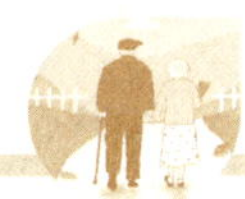

坐位或卧位。

1．坐位洗头

护理员为老年人坐位洗头的操作流程如下。

（1）服务前准备

① 室内温湿度适宜，光线充足。

② 护理员衣着整洁，洗净双手。

③ 准备毛巾、脸盆、洗发用品、热水瓶、水壶（内盛有 40～45℃的温水）、吹风机等。

（2）与老年人沟通

① 提醒老年人准备洗头，以取得老年人的配合。

② 询问老年人有无特殊需求，并根据需要协助。

（3）摆放体位

① 搀扶老年人坐好，将毛巾围在老年人的肩颈处，并梳顺头发。

② 将方凳放在老年人的正前方，并将脸盆放在方凳上。

③ 叮嘱老年人身体前倾，双手扶住脸盆的两侧，使头部位于脸盆的正上方，低头闭眼。

（4）清洗

① 一只手持水壶，从老年人的头部上方缓慢往下倒温水，另一只手揉搓老年人的头发至全部湿润。

② 放下水壶，取少量洗发用品涂抹在手上，揉出泡沫（图 5-1），再用双手指腹反复揉搓老年人的头发。

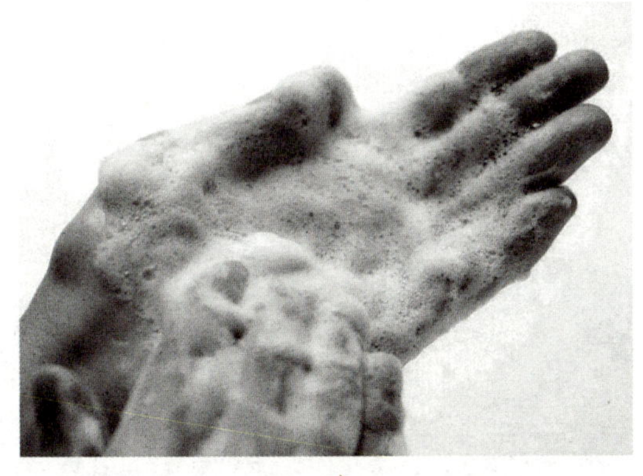

图 5-1　将洗发用品揉出泡沫

③ 按摩老年人的头皮，同时询问老年人有无不适感。

④ 清洁双手，并感受水壶中水的温度，若偏凉，则加入热水瓶中的热水，直至水温适宜。

⑤ 一只手持水壶，从老年人的头部上方缓慢往下倒温水，另一只手揉搓老年人的头

发，至泡沫被完全冲洗干净。

（5）擦干

① 擦净老年人耳后、脸颊等处的水痕。

② 用老年人肩颈处的毛巾包裹住头发，叮嘱老年人抬头，并协助其调整至舒适的姿势。

③ 用毛巾将头发擦至不滴水，然后用吹风机吹干。

（6）整理

① 携用品至洗漱间，并将污水倒入水池中。

② 清洗毛巾、脸盆，将毛巾悬挂晾干，将脸盆放回原处备用。

③ 洗净双手。

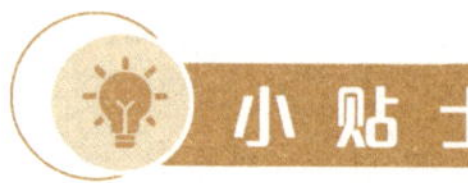

护理员为老年人按摩头皮时，力道应适中，由发际向头顶按摩。洗发时，动作应稍快，以免老年人感到疲劳。此外，护理员还应时刻注意水温、室温的变化，及时擦干老年人的头发，以免老年人着凉。

2．卧位洗头

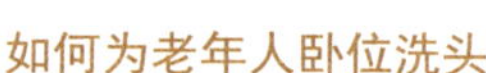

如何为老年人卧位洗头

护理员为老年人卧位洗头的操作流程如下。

（1）服务前准备

① 室内环境整洁，温湿度适宜，光线充足。

② 护理员衣着整洁，洗净双手。

③ 准备洗头盆（图 5-2）、毛巾、污水桶、别针、纱布或眼罩、棉球、水壶（内盛有40～45℃的温水）、洗发用品、吹风机等。

④ 评估老年人的身体状况是否适宜卧位洗头。

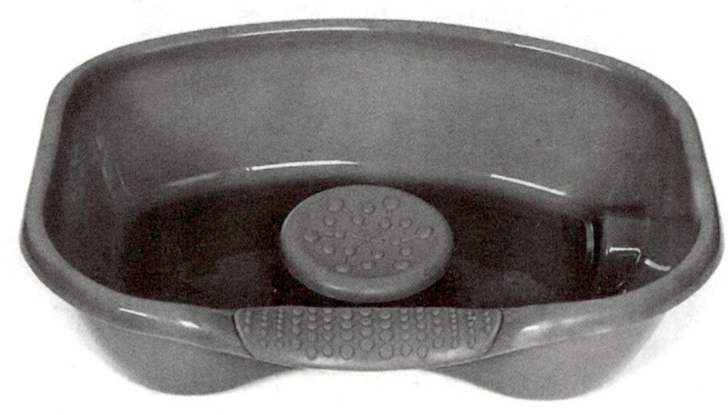

图 5-2　洗头盆

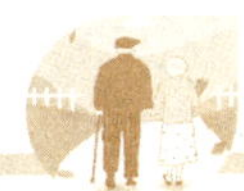

（2）与老年人沟通

① 提醒老年人准备洗头，以取得老年人的配合。

② 询问老年人有无特殊需求，并根据需要协助。

（3）放置洗头盆

① 将排水管与洗头盆紧密连接，拔下洗头盆内的塞子。

② 一只手托起老年人的头部，另一只手将毛巾垫在枕头上，并将枕头向下撤至老年人的肩背部。

③ 将老年人的衣领向内反折，然后将毛巾围在老年人的肩颈处，并用别针固定。

④ 将洗头盆放置在老年人头部的正下方，并在洗头盆的凹槽处垫上毛巾，使老年人的颈部紧贴洗头盆的凹槽。

⑤ 将排水管的另一端放在污水桶内。

（4）清洗

① 用纱布或眼罩遮住老年人的双眼，用棉球塞住老年人的耳朵，防止水流入老年人的眼睛、耳朵，如图 5-3 所示。

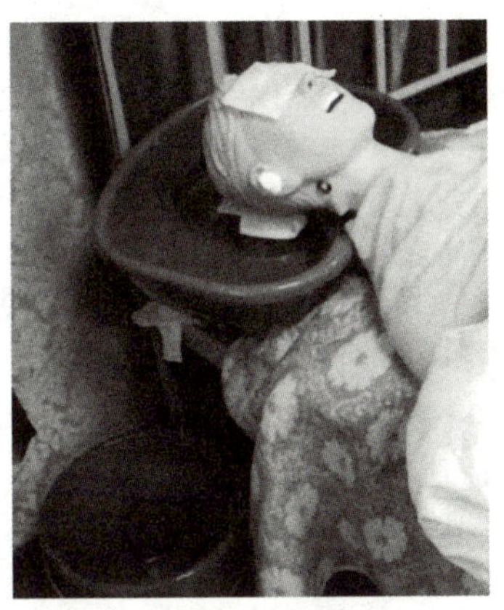

图 5-3　保护老年人的眼耳

② 一只手持水壶缓慢淋湿老年人的头发，另一只手顺势遮挡老年人的耳郭，同时揉搓老年人的头发至完全湿润。

③ 放下水壶，取少量洗发用品涂抹在手上，揉出泡沫，再用双手指腹反复揉搓老年人的头发。

④ 按摩老年人的头皮，并询问老年人有无不适感。

⑤ 一只手持水壶缓慢冲洗老年人的头发，另一只手揉搓老年人的头发，至泡沫被完全冲洗干净。

（5）擦干

① 用毛巾或纸巾擦净老年人面部的水痕。

② 用老年人肩颈处的毛巾包裹住头发，一只手托起老年人头部，另一只手撤去洗头

盆并将枕头移至老年人头部下方。

③ 用毛巾将头发擦至不滴水，然后用吹风机吹干。

（6）整理

① 撤下枕头上的毛巾。

② 携用品至洗漱间，将污水倒入水池中。

③ 清洗毛巾、洗头盆、污水桶，将毛巾悬挂晾干，将洗头盆、污水桶放回原处。

④ 洗净双手。

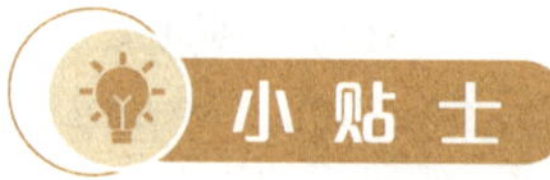

护理员在为老年人卧位洗头时，应注意以下事项：

（1）洗发过程中，应随时观察老年人，并询问老年人有无不适感，以便及时调整操作方法，当老年人出现面色改变、呼吸急促等不适反应时，应立即停止操作。

（2）应随时注意水温、室温的变化，及时为老年人吹干头发，以免其着凉。

（3）要注意清洗老年人的后脑勺。

（4）若在洗头过程中不慎弄湿老年人的衣服或被子，应及时为其更换。

（二）为老年人梳头

经常为老年人梳头不仅可以帮其去除部分头皮屑和污垢，而且能够加快老年人头皮的血液循环，增加头皮毛囊的营养供给，有利于头发的生长。此外，梳头发还能起到提神醒脑的作用。护理员为老年人梳头发的操作流程如下。

1. 服务前准备

准备毛巾、梳子等。

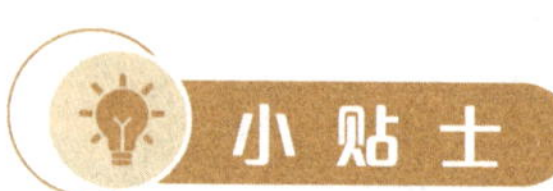

护理员为老年人准备梳子时，应选择牛角梳子或木制梳子（图 5-4 和图 5-5），不宜使用塑料梳子。

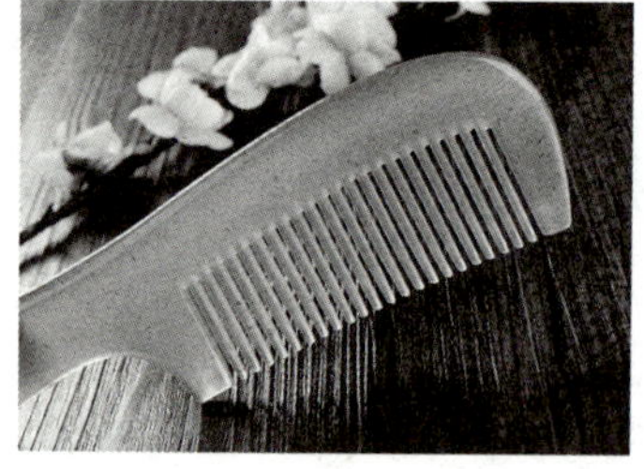

图 5-4　牛角梳子

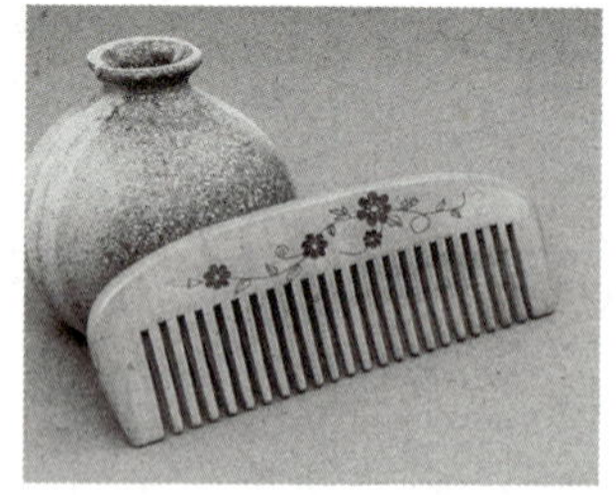

图 5-5　木制梳子

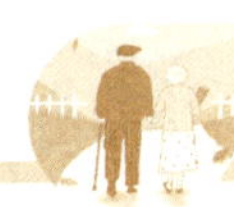

2. 与老年人沟通

提醒老年人准备梳头，以取得老年人的配合。

3. 梳头

护理员为老年人梳头的方法、操作要点和注意事项如表 5-1 所示。

表 5-1　为老年人梳头的方法、操作要点和注意事项

方法	操作要点	注意事项
坐位梳头	① 协助老年人坐稳后，将毛巾围在老年人的肩膀上； ② 若为短发，则护理员一只手压住发根，另一只手持梳子从发根向发梢梳理。若为长发，则需分段梳理，一只手握住头发中段，另一只手持梳子从头发中段慢慢梳向发梢，再从发根梳至发梢； ③ 按照老年人的喜好及习惯为其梳理发型； ④ 将毛巾卷起并撤下	① 动作应轻柔，不可强拉硬拽； ② 如遇头发缠绕或打结，可先在打结处涂抹少量浓度为 30% 的酒精溶液，再慢慢梳顺
卧位梳头	① 一只手托起老年人的头部，另一只手将毛巾平铺在枕头上； ② 协助老年人将头偏向一侧，手持梳子为其梳头，方法同坐位梳头； ③ 采用同样的方法，将另一侧的头发梳好； ④ 一只手托起老年人的头部，另一只手将毛巾卷起并撤下	

4. 整理

① 抖落毛巾上的头发和皮屑，将毛巾清洗干净之后，晾干备用。

② 将其他用品清理干净后放回原处。

（三）为老年人剃胡须

护理员应定期为男性老年人剃胡须，操作流程如下。

1. 服务前准备

准备电动剃须刀、毛巾等。

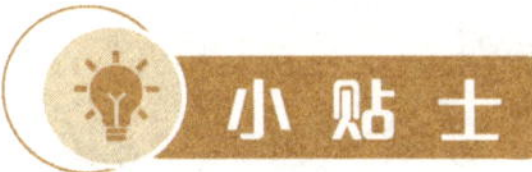

电动剃须刀比手动剃须刀更安全，也更容易掌握。因此，护理员在为老年人剃胡须时，应尽量使用电动剃须刀。

2. 与老年人沟通

（1）提醒老年人准备剃胡须，以取得老年人的配合。

（2）询问老年人有无特殊需求，并根据需要协助。

3. 剃胡须

（1）在老年人下颌及胸前围上毛巾。

（2）一只手持电动剃须刀，另一只手绷紧剃须部位皮肤。打开电动剃须刀的开关，

按照从左至右、从上到下的顺序剃须。

（3）剃须完成后，关闭电动剃须刀的开关，用毛巾擦拭剃须部位，检查是否刮净。

（4）撤下胸前的毛巾，必要时还应为老年人涂抹润肤膏。

（5）协助有需要的老年人转换至舒适的体位。

4．整理

（1）清洗毛巾，晾干备用。

（2）将电动剃须刀清理干净，放回原处备用。

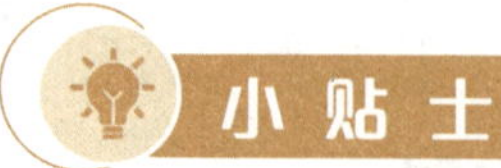

在为老年人剃胡须时，护理员的动作应轻柔，以免刮伤老年人的皮肤。若老年人的胡须较为坚硬，护理员可先用温热毛巾热敷 5～10 分钟，或在胡须上涂抹软化膏，待胡须软化后，再开始剃须。

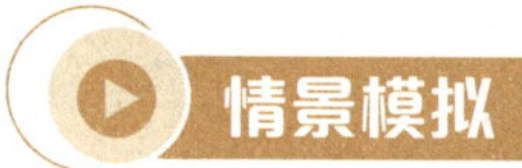

郑爷爷今年 88 岁，生活不能自理。

学生两两分组，一人扮演郑爷爷，一人扮演护理员，模拟护理员为郑爷爷剃胡须的操作流程。

（四）为老年人洗脸

为老年人洗脸，不仅可以使老年人面部皮肤保持清洁，而且可以促进老年人面部的血液循环，延缓皮肤衰老。护理员为老年人洗脸的操作流程如下。

1．服务前准备

准备脸盆（内盛有 40～45℃的温水）、毛巾、洁面用品、润肤膏等。

2．与老年人沟通

提醒老年人准备洗脸，以取得老年人的配合。

3．清洗

（1）将毛巾围在老年人的胸前。

（2）用温水润湿老年人的面部。

（3）在手部涂抹洁面用品并搓出泡沫，分别揉搓老年人的脸颊、额头、鼻子、下颌、耳后等部位。

（4）用湿毛巾清理干净老年人面部的泡沫。

（5）取干毛巾擦拭老年人面部的水痕。

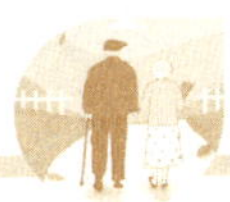

（6）在老年人的面部均匀地涂抹润肤膏。

4. 整理

（1）清洗毛巾，晾干备用。

（2）整理其他用品，放回原处备用。

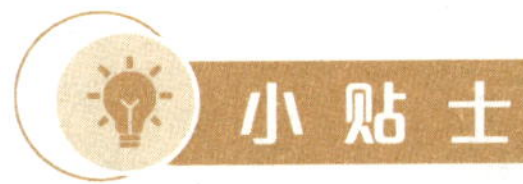

护理员每天应至少为老年人洗脸2次。为老年人洗脸时，应注意不要有遗漏部位。如果老年人面部有皮疹或伤口，应注意避开。

二、为老年人修剪指（趾）甲

护理员应定期为老年人修剪指（趾）甲，其操作流程如下。

（一）服务前准备

（1）室内温湿度适宜，光线充足。

（2）护理员衣着整洁，洗净双手，准备指甲刀、纸巾、指甲锉等。

（二）与老年人沟通

提醒老年人准备修剪指（趾）甲，以取得老年人的配合。

（三）修剪

（1）在老年人手（脚）下垫上纸巾。

（2）左手握住老年人的手指（脚趾），右手持指甲刀逐一修剪指（趾）甲，如图5-6所示。应注意将指甲剪成圆弧形，将趾甲剪成方形。

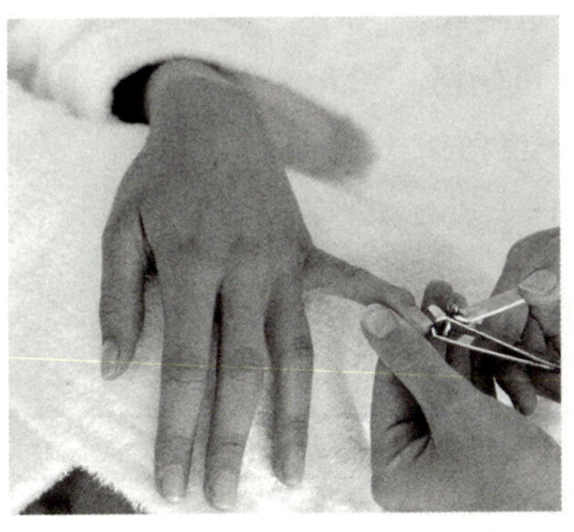

图5-6　为老年人修剪指甲

（3）修剪完毕后，用指甲锉逐一锉平指（趾）甲边缘。

（四）整理

（1）用纸巾包裹指（趾）甲碎屑并扔进垃圾桶。

（2）将指甲刀、指甲锉消毒，并放回原处备用。

（3）洗净双手。

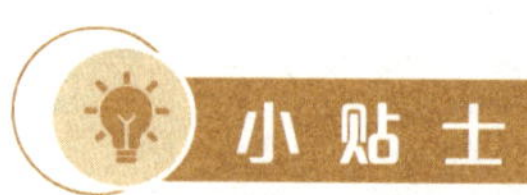

护理员为老年人修剪指（趾）甲时，应注意以下事项：

（1）若老年人的指（趾）甲太硬，可先用温水浸泡或用温热毛巾包裹 5 分钟左右，再进行修剪。

（2）修剪指（趾）甲时，不宜将其修剪得过短，并注意避免剪伤老年人的皮肤。

（3）应先修剪指甲，再修剪趾甲。

（4）发现老年人有灰指甲、甲沟炎等症状，应及时告知医生或家属，并遵医嘱为老年人护理指（趾）甲。

（5）每月为老年人修剪指（趾）甲的次数不应少于 2 次。

任务实施

为伍奶奶清洗头部并修剪指（趾）甲

【背景材料】

伍奶奶今年 85 岁，于一个月前摔了一跤，导致小腿胫骨骨折，经治疗后，需卧床休息。

【实施流程】

（1）学生自由分组，每组两人。

（2）小组成员一人扮演伍奶奶，一人扮演护理员，进行情景演练。演练内容包括：为伍奶奶洗头、梳头、洗脸、修剪指（趾）甲。

（3）以小组为单位，在课上进行演练，主讲教师点评，并填写表 5-2 中列举的任务实施评价。

表 5-2　任务实施评价

评分要点	具体要求	总分	得分
情景设计	① 情景设计合理； ② 合理选用道具	10	
基本礼仪	① 衣着整洁，精神饱满； ② 谈吐文雅，举止得体	15	

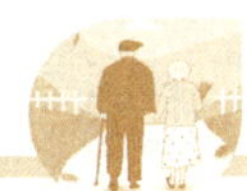

续表

评分要点	具体要求	总分	得分
职业道德	① 爱岗敬业，把为老年人提供优质服务作为第一要务； ② 敬老爱老，在操作过程中充分尊重老年人	15	
专业技能	① 操作规范，遵守操作流程； ② 思路清晰，动作熟练、连贯； ③ 在操作过程中注意保持良好的卫生习惯； ④ 在操作过程中具备安全意识，圆满完成任务	50	
应急处理	对任务实施过程中出现的意外情况能迅速进行分析并妥善处理	10	

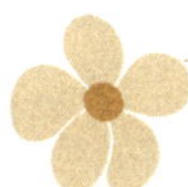

任务二　为老年人护理口腔

任务导入

“老掉牙”需提前预防

2023 年 3 月 20 日，某口腔医院在福建省福州市台江区交通路开展了“3·20 世界口腔健康日”口腔义诊及科普宣教活动。

根据第四次全国口腔健康流行病学调查数据显示，我国 65～74 岁老年人平均存留牙数仅为 22.5 颗，这其中还包括了松动、残损的病牙。

“我国老年人的牙齿健康水平仍然有待提高。这也是我们今天走进街道、走进社区的目的。”该医院的黄副院长说，“很多人都认为‘老掉牙’是正常现象，这个观点是不对的。其实大家只要从现在做起，注重口腔保健，掌握正确有效的口腔清洁方法，定期检查，保持牙齿完整是没有问题的。”

活动中，志愿者通过现场检查、口腔模型演示、视频科普宣教、表演科普小品等形式，普及正确的刷牙方法，引导市民树立正确的口腔保健意识。此外，志愿者还以义诊的形式为前来咨询的市民答疑解惑。

“就像其他重大疾病一样，早期发现和治疗口腔疾病有助于防止其对身体其他部位产生负面影响。”市民吴女士正在浏览展板上的护齿知识，她对这句话深有感触。吴女士今年 67 岁，由于没有爱护好牙齿，牙齿松动、疼痛，甚至引发食欲不振、血压升高等问题。“以前觉得老了后，牙齿自然就松了、掉了，没什么大问题，因此没有好好刷牙，现在痛起来真要命。”她说。

（资料来源：中国新闻网，作者叶秋云、江滢滢，有改动）

思考：

为了预防老年人口腔问题，护理员应如何为老年人清洁口腔？

一、为老年人清洁口腔

随着年龄的增长，老年人口腔组织发生退行性改变，加上唾液分泌减少，口腔的自洁功能减弱，容易出现口腔问题。为了保持老年人牙齿完好、口气清新，维持老年人口腔健康，护理员应协助老年人做好口腔清洁工作。

（一）协助老年人漱口

护理员协助老年人漱口的操作流程如下。

1．服务前准备

（1）室内环境整洁，温湿度适宜。

（2）护理员衣着整洁，洗净双手。

（3）准备水杯、漱口水、吸管、毛巾等，必要时备润唇膏。

2．与老年人沟通

（1）提醒老年人准备漱口，以取得老年人的配合。

（2）询问老年人有无特殊需求，并根据需要协助。

3．漱口

（1）在水杯中倒入适量漱口水，并将吸管放入杯中。

（2）协助老年人坐好或取半卧位躺好，面部侧向护理员，将毛巾围在老年人的下颌及胸前。

（3）一只手握住水杯，另一只手扶住吸管，协助老年人吸取漱口水；或直接协助老年人口含适量漱口水。

（4）提醒老年人紧闭双唇，鼓动脸颊 3～4 次，使漱口水在齿缝内外流动冲刷。

（5）持另一水杯接取老年人吐出的漱口水，反复多次直至口腔清爽。

（6）取毛巾擦干老年人嘴角的水痕。若老年人嘴唇干裂，可为其涂抹润唇膏。

4．整理

（1）将水杯内的污水倒入污水池。

（2）清洗水杯、毛巾，将毛巾悬挂晾干。

（3）将其他用品放回原处备用。

（4）洗净双手。

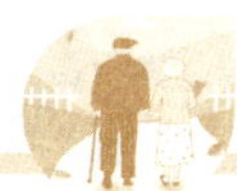

小贴士

协助老年人漱口时，护理员应提醒老年人口含的漱口水不宜过多，以免发生呛咳或误吸。若老年人漱口时不慎弄湿衣物或被子，应及时为其更换。此外，对于处于昏迷状态的老年人，护理员不应为其漱口。

（二）协助老年人刷牙

护理员协助老年人刷牙的操作流程如下。

1．服务前准备

（1）室内环境整洁，温湿度适宜。

（2）护理员衣着整洁，洗净双手。

（3）准备毛巾、跨床桌子、脸盆、水杯、牙刷、牙膏等，必要时备润唇膏。

2．与老年人沟通

（1）提醒老年人准备刷牙，以取得老年人的配合。

（2）询问老年人有无特殊需求，并根据需要协助。

3．刷牙

（1）协助老年人坐好，将毛巾围在老年人的下颌及胸前。

（2）放稳跨床桌子，调整好高度，将脸盆放在桌上。

（3）在水杯中倒入适量清水，在牙刷上挤约黄豆粒大小的牙膏。

（4）将牙刷递至老年人手中，叮嘱老年人身体前倾，开始刷牙，或护理员持牙刷帮助老年人刷牙。

（5）在老年人自行刷牙的过程中，应视情况提醒老年人仔细、有规律地刷牙（即上牙从上往下刷，下牙从下往上刷，螺旋式刷洗咬合面），将牙齿的每个角落刷干净。同时，还应叮嘱老年人刷牙动作应轻柔，以免损伤牙龈。

（6）协助老年人漱口。

（7）取毛巾擦干老年人嘴角的水痕。若老年人嘴唇干裂，可为其涂抹润唇膏。

4．整理

（1）撤下跨床桌子，放回原处备用。

（2）携其他用品至洗漱间，倾倒污水。

（3）清洗毛巾、脸盆、水杯及牙刷，将毛巾悬挂晾干。

（4）洗净双手。

情景模拟

黄爷爷今年 84 岁，由于下肢瘫痪，已经卧床多年。黄爷爷每天坚持饭后漱口，睡前刷牙。

学生两两分组，一人扮演黄爷爷，一人扮演护理员，模拟护理员协助黄爷爷漱口和刷牙的操作流程。

（三）为老年人擦拭口腔

如何为老年人擦拭口腔

护理员为老年人擦拭口腔的操作流程如下。

1. 服务前准备

（1）护理员衣着整洁，洗净双手，戴上口罩。

（2）准备毛巾、弯盘（图 5-7）、方盘、漱口水、吸管、镊子、止血钳、棉球、压舌板、手电筒等，必要时备润唇膏。

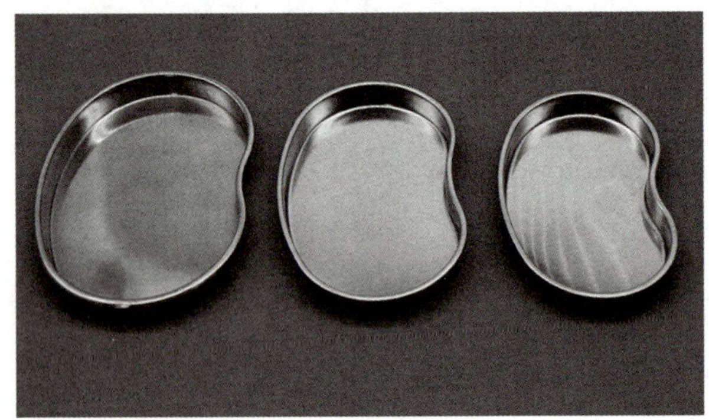

图 5-7　弯盘

2. 与老年人沟通

提醒老年人准备擦拭口腔，以取得老年人的配合。

3. 擦拭口腔

（1）协助老年人抬高上半身，并将头部偏向护理员。

（2）在老年人的下颌及胸前围上毛巾，将弯盘放在老年人的头部旁边。

（3）在方盘中倒入漱口水，将棉球放入方盘中浸湿，清点棉球的数量。

（4）协助老年人用吸管漱口。

（5）一只手持镊子，另一只手持止血钳。用镊子从方盘中夹取一个棉球移至弯盘上方，并用止血钳夹紧棉球将其拧至半干，擦拭老年人的嘴唇。

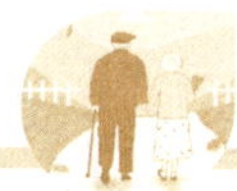

（6）按照以下步骤为老年人擦拭口腔：① 一手持压舌板，另一手持手电筒，检查老年人的口腔有无炎症；② 叮嘱老年人牙齿咬合，右手持止血钳夹紧棉球，由内至外分别纵向擦拭牙齿外侧面；③ 将使用过的棉球放入弯盘，另取干净棉球；④ 叮嘱老年人张开口腔，纵向擦拭上下牙齿内侧面，螺旋式擦拭咬合面；⑤ 弧形擦拭两侧颊部，由内至外擦拭上颚、舌面、舌下。

（7）再次协助老年人漱口。

（8）检查口腔是否擦拭干净，并再次清点棉球的数量。

（9）用毛巾擦净老年人嘴角的水痕。

4. 整理

（1）将垃圾扔进垃圾桶。

（2）将毛巾洗净，悬挂晾干。

（3）将其他用品放回原处备用。

（4）洗净双手。

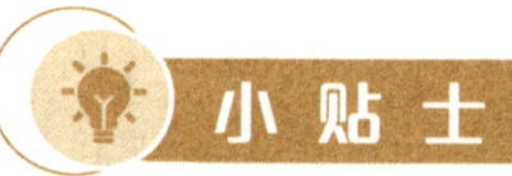

小贴士

护理员为老年人擦拭口腔时，应注意以下事项：

（1）若老年人口腔有肿胀、出血等情况，应及时告知医生或家属。

（2）擦拭前，应拧干棉球内多余的水分，以免引起老年人呛咳或误吸。

（3）每擦拭一个部位应换一个干净棉球，并将使用过的棉球放入弯盘。

（4）擦拭时应力度适中，以免损伤老年人的口腔黏膜。

（5）擦拭上颚及舌面时，应避免触及咽部。

（6）对于意识不清、不能配合擦拭口腔的老年人，可使用压舌板帮助其张开口腔，以便操作。

二、为老年人摘戴、清洗义齿

义齿即假牙，是指用金属或塑料等材料制成的人工牙齿。义齿不仅能够帮助老年人恢复因牙齿缺损而失去的咀嚼、发音等功能，而且有助于老年人保持良好的个人形象。

老年人最常使用的义齿是覆盖义齿。覆盖义齿是指基托覆盖并支持在牙根或牙冠上的一种全口义齿或可摘局部义齿，如图 5-8 所示。

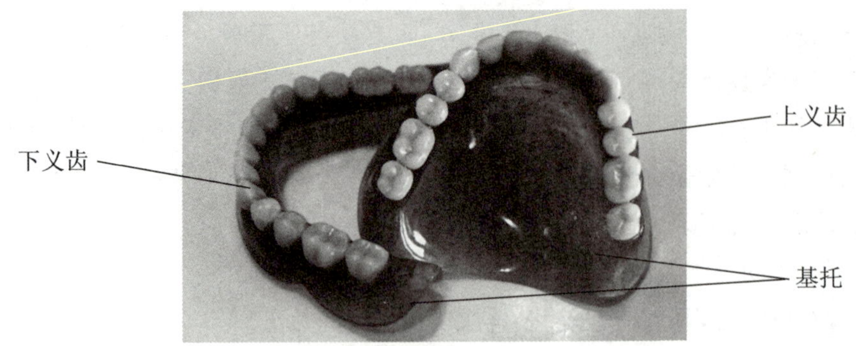

图 5-8　覆盖义齿

（一）为老年人摘戴义齿

护理员为老年人摘戴义齿的操作流程如下。

1. 服务前准备

护理员衣着整洁，洗净双手，准备水杯、纱布等。

2. 与老年人沟通

提醒老年人准备摘戴义齿，以取得老年人的配合。

3. 摘戴义齿

（1）为老年人摘取义齿时，应提醒老年人张嘴，将纱布垫在手上，轻轻向外拉动义齿基托。摘取上义齿时，应轻轻向外下方拉动；摘取下义齿时，应轻轻向外上方拉动。将摘取下来的义齿放入水杯中。

（2）为老年人佩戴义齿时，应提醒老年人张嘴，将纱布垫在手上，拿稳义齿，将义齿放入老年人的口中，并轻推义齿基托，将其戴稳。提醒老年人上下咬合数次，直至义齿与口腔完全贴合。

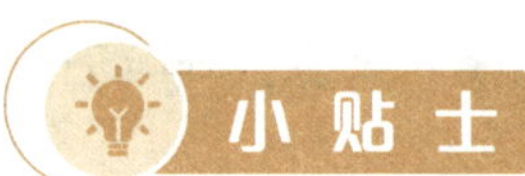

护理员为老年人摘戴义齿时，应注意以下事项：

（1）动作应轻柔，以免损伤老年人的牙龈。

（2）若老年人上下均戴有义齿，应先摘取上义齿，再摘取下义齿。

（3）提醒老年人佩戴义齿时不要用力咬合，以免折断义齿。

（4）叮嘱老年人佩戴义齿后不要咀嚼过硬或过黏的食物。

（二）为老年人清洗义齿

护理员为老年人清洗义齿的操作流程如下。

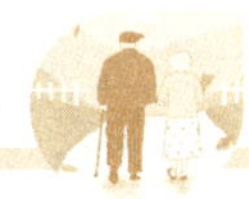

1. 服务前准备

准备纱布、软毛牙刷、义齿清洁剂等。

2. 清洗义齿

（1）刷洗义齿。将纱布垫在手上，从水杯中取出义齿，另一只手持软毛牙刷，在流动的清水下刷洗义齿。刷洗时，应注意将义齿的各个面均刷至无污渍附着为止。

（2）浸泡义齿。洗净水杯，按比例倒入清水和义齿清洁剂，将义齿放入水杯中浸泡，如图 5-9 所示。

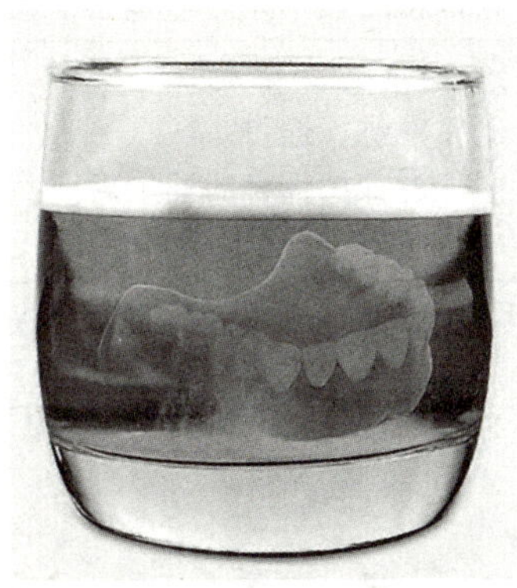

图 5-9　将义齿放入水杯中浸泡

（3）冲洗义齿。将浸泡好的义齿放在流动的清水下冲洗干净后，再为老年人佩戴。

任务实施

为李爷爷清洁口腔

【背景材料】

李爷爷今年 86 岁，佩戴义齿，长期卧床，生活不能自理，但意识清楚。

【实施流程】

（1）学生自由分组，每组两人。

（2）小组成员一人扮演李爷爷，一人扮演护理员，进行情景演练。演练内容包括：为李爷爷擦拭口腔、佩戴义齿、清洗义齿。

（3）以小组为单位，在课上进行演练，主讲教师点评，并填写表 5-3 中列举的任务实施评价。

表 5-3　任务实施评价

评分要点	具体要求	总分	得分
情景设计	① 情景设计合理； ② 合理选用道具	10	
基本礼仪	① 衣着整洁，精神饱满； ② 谈吐文雅，举止得体	15	
职业道德	① 爱岗敬业，把为老年人提供优质服务作为第一要务； ② 敬老爱老，在操作过程中充分尊重老年人	15	
专业技能	① 操作规范，遵守操作流程； ② 思路清晰，动作熟练、连贯； ③ 在操作过程中注意保持良好的卫生习惯； ④ 在操作过程中具备安全意识，圆满完成任务	50	
应急处理	对任务实施过程中出现的意外情况能迅速进行分析并妥善处理	10	

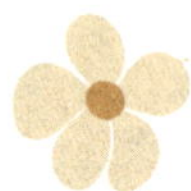

任务三　为老年人清洗身体

任务导入

心愿浴室为老年人提供助浴服务

在冬天洗个热水澡，是一件简单而又幸福的事情。然而，对于一些失能老年人来说，洗澡往往是一种奢望。翻身、弯腰……这些普通人轻而易举做到的动作，他们很难完成。心愿浴室的成立，帮助许多老年人实现了洗澡的愿望。在这里，老年人、残疾人不仅可以免费洗澡，还能享受到专业人员的贴心服务。

心愿浴室的成立者小高在大学学的是贸易相关专业。由于热爱志愿服务，她最终选择成为一名社会工作者。2015 年，小高走访了一位瘫痪十余年的老人。问及老人的心愿，老人心酸地说，自己已经 13 年没有洗过澡，临走之前唯一的心愿就是洗一次澡。小高深受触动，于是开始筹划成立心愿浴室。

2016 年，心愿浴室正式成立，第一个客人就是那位瘫痪十余年的老人。洗完澡，老人激动得说不出话来。他的老伴说："他已经好久没这么开心了，谢谢你们！"

年事已高的王阿姨，每次洗澡都是家里的一项"大工程"。家中的浴室本来就狭小，一人洗澡，转身已颇为艰难。而王阿姨洗澡，还需要女儿帮其转身、擦身，十分不便。

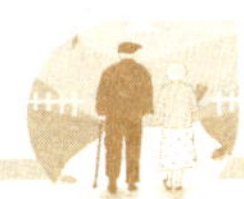

一次偶然的机会，王阿姨听说附近有一家心愿浴室，专门为老年人、残疾人提供免费助浴服务。抱着试一试的想法，王阿姨在女儿的陪同下来到心愿浴室。

王阿姨和女儿一进心愿浴室，就有工作人员上前热情地将她们引至休息区，并送上了热气腾腾的茶水，这让王阿姨感到十分温暖。除了休息区，心愿浴室还设有专门的等待区、更衣区、洗浴区，并配备了专业的助浴设备。在工作人员的悉心帮扶下，20分钟左右，王阿姨就舒舒服服地洗完了澡。

（资料来源：《中国青年报》，作者李超，有改动）

思考：

协助老年人洗澡的方式有哪些？应如何操作？

一、协助老年人淋浴

（一）协助老年人淋浴的操作流程

对于自理、半自理老年人，护理员可协助其淋浴，具体操作流程如下。

扫一扫

如何协助老年人淋浴

1. 服务前准备

（1）关闭门窗，将室内温度调至24～26℃。

（2）准备洁面用品、洁身用品、洗发用品、毛巾、浴巾、润肤膏、干净衣物、吹风机等。

（3）在浴室内放置洗澡椅（图5-10）、防滑垫。

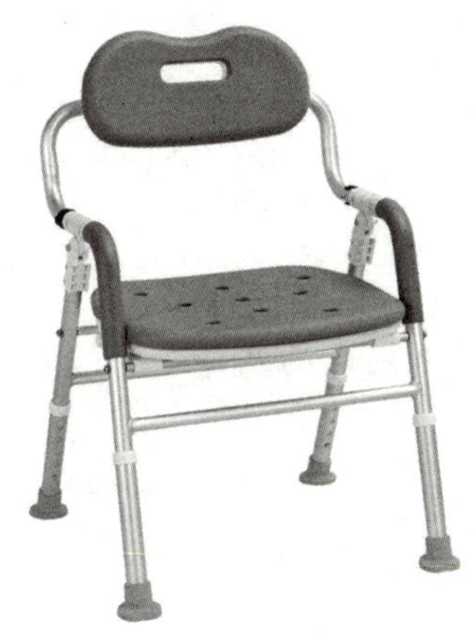

图5-10 洗澡椅

（4）穿上防水衣裤、防滑拖鞋，洗净双手。

2. 与老年人沟通

（1）提醒老年人准备淋浴，以取得老年人的配合。

（2）询问老年人有无特殊需求，并根据需要协助。

3. 协助老年人进入浴室

（1）采取搀扶或轮椅运送的方式将老年人送入浴室。

（2）协助老年人脱去衣物，并在洗澡椅上坐稳。

4. 调节水温

避开老年人身体，将水温调至 40℃左右。让老年人用健侧感受水温是否适宜，并根据其感受小幅度调节水温。

5. 清洗全身

护理员可按照以下步骤协助老年人清洗全身：

（1）润湿老年人的面部后，取少量洁面用品在掌心搓出泡沫，为老年人清洗面部；洗净老年人面部的泡沫。

（2）手持花洒，从双脚开始淋湿老年人全身，在手心涂抹洁身用品，依次涂抹老年人的颈部、耳后、上肢、胸腹部、背部、下肢、会阴、臀部和双足，并轻轻揉搓其皮肤，然后用花洒将全身的泡沫冲洗干净。

（3）提醒老年人双手握住洗澡椅的扶手，身体紧靠椅背，头稍向后仰并闭眼。手持花洒淋湿老年人的头发，取适量洗发用品在手中搓出泡沫，再用双手揉搓老年人的头发，按摩其头皮，最后冲净泡沫。

（4）将地面冲洗干净，关闭淋浴器的开关。

6. 擦干及更衣

（1）用毛巾擦干老年人的面部，用浴巾包裹并擦干老年人的身体。若发现老年人的皮肤较干燥，可为其涂抹润肤膏。

（2）协助老年人穿上干净衣物。

（3）用吹风机吹干老年人的头发。

7. 整理

（1）搀扶或用轮椅运送老年人返回房间。

（2）整理洗浴用品。

（3）开窗通风，擦干浴室地面。

（4）清洗毛巾、浴巾及老年人换下的脏衣物，洗净后悬挂晾干。

（二）协助老年人淋浴的注意事项

护理员协助老年人淋浴时，应注意以下事项：

（1）淋浴不宜在老年人空腹或刚进食后进行。

（2）淋浴前，应先评估老年人的身体状况，判断其是否适宜淋浴。

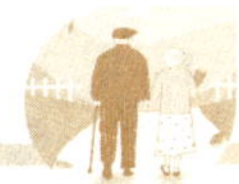

（3）淋浴前，应检查洗澡椅是否安全，高度是否适宜，待老年人坐稳后，再进行操作。

（4）如果老年人身体状况较好，要求单独淋浴，护理员应叮嘱老年人不要反锁浴室门，并站在门外等候，询问其是否需要帮助。

（5）老年人淋浴时间不宜过长，水温不宜过高。

（6）淋浴过程中，若需要老年人配合，应及时、耐心地与其沟通，并确保老年人安全。

（7）淋浴过程中，应随时观察和询问老年人有无不适感，若有，应立即结束操作。

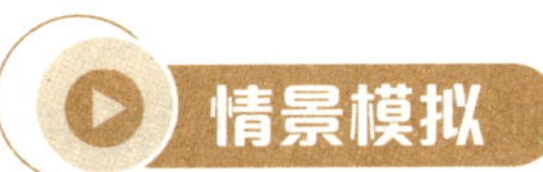

郭爷爷今年 87 岁，生活基本自理。现在正是夏天，郭爷爷已经两天没洗澡了，他要求护理员协助他淋浴。

学生两两分组，一人扮演郭爷爷，一人扮演护理员，模拟护理员协助郭爷爷淋浴的操作流程。

二、使用洗澡床为老年人洗澡

对于长期卧床的老年人，护理员可使用洗澡床（图 5-11）或医用平车等为其洗澡。

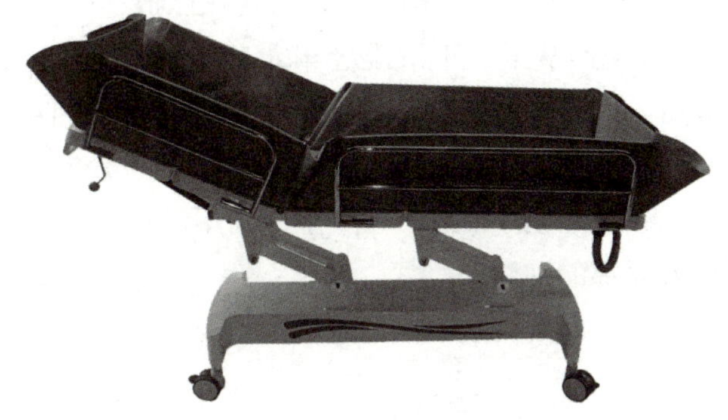

图 5-11　洗澡床

（一）使用洗澡床为老年人洗澡的操作流程

护理员使用洗澡床为老年人洗澡的操作流程如下。

1. 服务前准备

（1）关闭门窗，将室内温度调至 24～26℃。

（2）准备洗澡床、浴巾、洁身用品、洗发用品、洁面用品、毛巾、润肤膏、干净衣物、吹风机等。

（3）穿上防水衣裤、防滑拖鞋，洗净双手。

2．与老年人沟通

（1）提醒老年人准备洗澡，以取得老年人的配合。

（2）询问老年人有无特殊需求，并根据需要协助。

3．将老年人转移至洗澡床

（1）移开床旁桌，放下近侧床栏，协助老年人移动至床旁。

（2）放下洗澡床的护栏，将洗澡床紧靠床边，固定洗澡床的车轮，将洗澡床的高度调至与床一致。

（3）协助老年人按照上半身、臀部、下半身的顺序挪动到洗澡床上，或采用环抱法将老年人转移至洗澡床上。

（4）协助老年人仰卧于洗澡床中央，用被子包裹老年人身体。

4．脱衣及洗澡

（1）松开洗澡床的车轮，将洗澡床推至浴室，固定车轮。

（2）为老年人撤去被子，脱下衣物，将浴巾盖在老年人身体上。

（3）将水温调节至40℃左右。

（4）摇高洗澡床的头端，打开排水孔，提醒老年人将头部后仰并闭眼；手持花洒淋湿老年人的头发，取适量洗发用品在手中搓出泡沫，再用双手揉搓老年人的头发，按摩其头皮，最后冲净泡沫。

（5）检查污水是否排放干净，关闭排水孔，将洗澡床放平。

（6）去除浴巾，手持花洒从上到下淋湿老年人身体后，涂抹洁身用品。先清洗身体前面，顺序为颈部、耳后、上肢、胸腹部、下肢，再协助老年人翻身侧卧，清洗背部、臀部，最后清洗会阴、双足。

（7）冲净双手，润湿老年人的面部，取少量洁面用品在掌心搓出泡沫，为老年人清洗面部，然后洗净老年人面部的泡沫。

（8）检查污水是否排净，擦净洗澡床上的水迹。

5．擦干及更衣

（1）用毛巾擦干老年人的面部，用浴巾包裹并擦干老年人的身体。若发现老年人的皮肤较干燥，可为其涂抹润肤膏。

（2）协助老年人穿上干净衣物。

（3）用吹风机吹干老年人的头发。

6．将老年人转移至床上

（1）拉起洗澡床的护栏，松开车轮，运送老年人回房。

（2）固定洗澡床的车轮，协助老年人挪动至床上，或采用环抱法将老年人转移至床上。

（3）协助老年人转换至舒适的卧位，为老年人盖好被子。

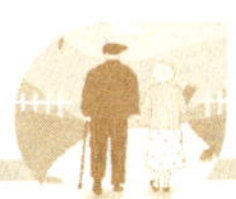

7. 整理

（1）整理洗浴用品。

（2）开窗通风，擦干浴室地面。

（3）清洗毛巾、浴巾及老年人换下的脏衣物，洗净后悬挂晾干。

（二）使用洗澡床为老年人洗澡的注意事项

护理员使用洗澡床为老年人洗澡时，应注意以下事项：

（1）对于身上有伤口、压疮的老年人和插有医疗管道的老年人，要经过专业人士的评估后才能为其洗澡。

（2）护理员应定期检查洗澡床的各部件是否完好。

（3）在转移老年人的过程中，动作应轻缓，确保老年人安全、舒适。

（4）洗澡时，应拉起洗澡床两侧的护栏，防止老年人坠床。

（5）洗澡过程中，应尽量减少翻动老年人的次数。

（6）洗澡过程中，应随时观察和询问老年人有无不适感，若有，应立即结束操作。

（7）注意观察老年人的皮肤情况，尤其是压疮好发部位，如肩胛部、骶尾部等，发现异常立即处理。

三、为老年人擦浴

（一）为老年人擦浴的操作流程

对于长期卧床的老年人，护理员应经常为其擦浴，具体操作流程如下。

1. 服务前准备

（1）关闭门窗，将室内温度调至 24～26℃。

（2）准备脸盆、毛巾、浴巾、洁面用品、洁身用品、防水布、一次性橡胶手套、干净衣物等。

（3）护理员衣着整洁，洗净双手。

2. 与老年人沟通

（1）提醒老年人准备擦浴，以取得老年人的配合。

（2）询问老年人有无特殊需求，并根据需要协助。

3. 擦洗全身

（1）协助老年人脱去衣物，盖好被子，在脸盆中倒入 45～50℃的温水。

（2）擦洗面部。将毛巾铺在枕头上及老年人胸前被子上，另取一条毛巾浸湿后拧干，十字对折，用毛巾 4 个角分别擦拭老年人双眼的内眼角和外眼角；清洗毛巾，拧至半干，包裹在手上，在毛巾上涂抹洁面用品，分别擦拭老年人的脸颊、额头、鼻子、下颌、耳后及颈部，再清洗毛巾，为老年人擦干面部。

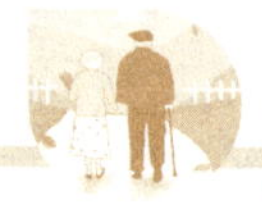

（3）擦洗手臂。暴露老年人一侧手臂，将浴巾盖在手臂上。将毛巾浸湿拧干后包裹在手上，在毛巾上涂抹洁身用品，掀开浴巾，由前臂向上臂擦洗，如图 5-12 所示；洗净毛巾，擦净泡沫，用浴巾擦干手臂，盖上被子。采用同样的方法擦洗另一条手臂。

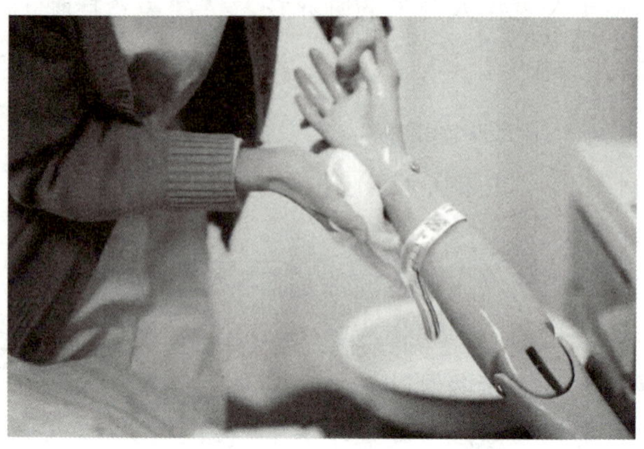

图 5-12　擦洗手臂

（4）擦洗胸部。将被子下折，暴露老年人的胸部，用浴巾遮盖胸部。洗净毛巾并将其包裹在手上，在毛巾上涂抹洁身用品，掀开浴巾，由上至下擦洗老年人的胸部及胸部两侧，如图 5-13 所示；洗净毛巾，擦净泡沫，用浴巾擦干胸部，盖上被子。

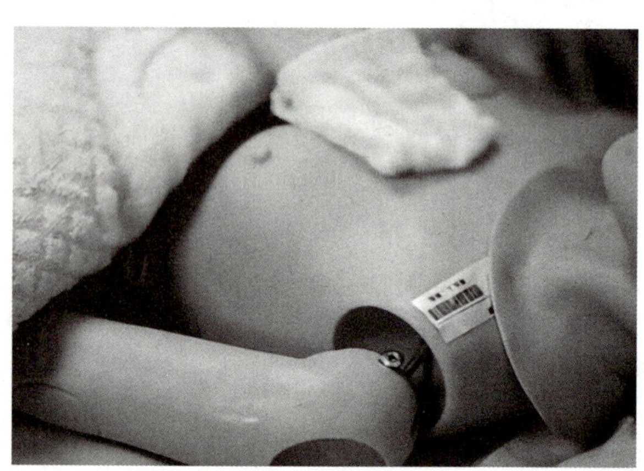

图 5-13　擦洗胸部

（5）擦洗腹部。将被子下折至老年人大腿上部，用浴巾盖住胸腹部。洗净毛巾并将其包裹在手上，在毛巾上涂抹洁身用品；掀开浴巾下角，暴露老年人的腹部，按顺时针方向，螺旋式擦洗腹部和两侧腰部，如图 5-14 所示；洗净毛巾，擦净泡沫，并用浴巾擦干腹部，盖上被子。

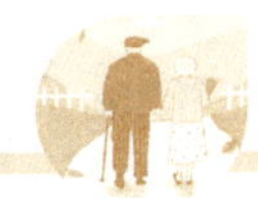

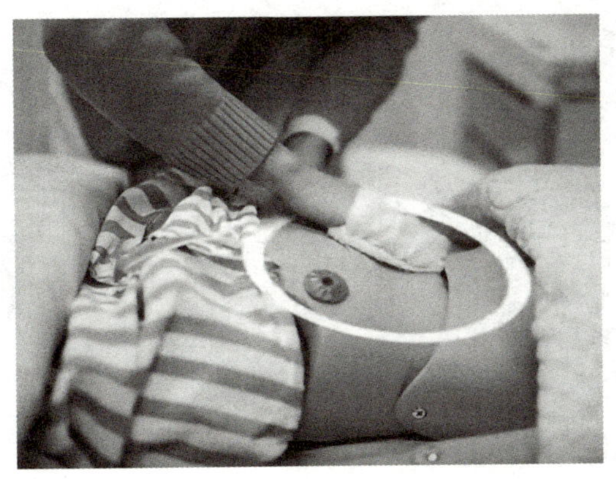

图 5-14　擦洗腹部

（6）擦洗背臀部。协助老年人侧卧，将背部朝向护理员。将被子上折，暴露老年人的背臀部。将浴巾铺于背臀部下方，并向上折，盖住老年人的背臀部。洗净毛巾并将其包裹在手上，在毛巾上涂抹洁身用品，掀开浴巾，由腰部沿脊柱向上擦至肩颈部，再螺旋式向下擦洗背部一侧，如图 5-15 所示；用同样的方法擦洗背部另一侧；最后螺旋式擦洗臀部。洗净毛巾，擦净泡沫，并用浴巾擦干背臀部，协助老年人平卧，盖好被子。

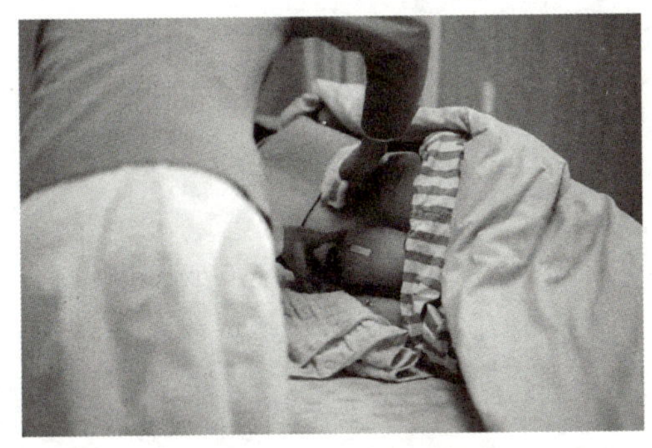

图 5-15　擦洗背臀部

（7）擦洗下肢。将被子上折，暴露老年人一侧下肢，盖上浴巾。洗净毛巾并将其包裹在手上，在毛巾上涂抹洁身用品；掀开浴巾，一手握住老年人的脚踝，另一只手由小腿朝大腿方向擦洗；洗净毛巾，擦净泡沫，并用浴巾擦干。用同样的方法擦洗老年人另一侧下肢，最后帮助老年人盖好被子。

（8）擦洗会阴。更换脸盆，内盛适量温水。协助老年人侧卧，在老年人臀部下方垫防水布和浴巾，再协助老年人平卧（也可一手托起老年人的臀部，另一手垫好防水布和浴巾）。暴露老年人的下肢及会阴，戴上一次性橡胶手套，取专用毛巾洗净后，反复多次擦洗会阴，直至清洁无异味，如图 5-16 所示。用浴巾擦干会阴，撤去防水布和浴巾，帮助老年人盖好被子。

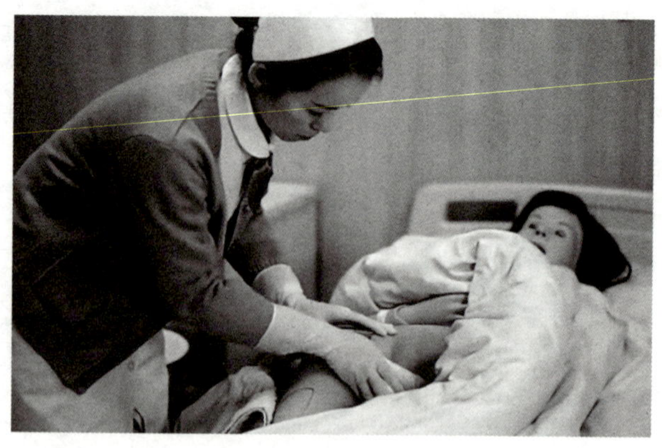

图 5-16　擦洗会阴

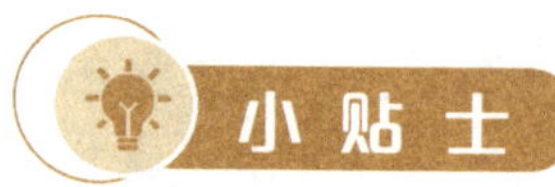

小贴士

（1）护理员为老年女性擦洗会阴时，应按照阴阜、尿道口、阴道口、肛门的顺序进行，边擦洗边转动毛巾。然后洗净毛巾，擦洗两侧腹股沟。

（2）护理员为老年男性擦洗会阴时，应按照尿道外口、阴茎、阴囊、腹股沟、肛门的顺序进行。擦洗后，洗净毛巾，直至清洁无异味。

4. 整理

（1）开窗通风。

（2）携用品至洗漱间，倾倒污水，刷净脸盆，放回原处备用。

（3）清洗毛巾、浴巾及老年人换下的脏衣物，并悬挂晾干。

（4）洗净双手。

（二）为老年人擦浴的注意事项

护理员为老年人擦浴时，应注意以下事项：

（1）多人同居一室时，应用屏风遮挡，以保护老年人的隐私。

（2）为老年人擦洗身体时，动作要轻柔，不要有遗漏部位。同时，应及时遮挡暴露部位，以免老年人着凉。

（3）随时添加温水，并及时更换污水。

（4）在擦洗老年人的会阴时，应使用专用的脸盆和毛巾。

（5）在擦洗过程中，应仔细观察老年人的反应，若出现打寒战、面色苍白等情况，应立即停止操作并报告。

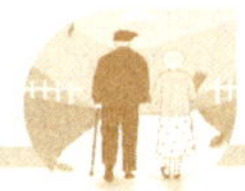

四、为老年人洗脚

（一）为老年人坐位洗脚

护理员为老年人坐位洗脚的操作流程如下。

1．服务前准备

（1）室内温湿度适宜。

（2）准备足盆、洁身用品、毛巾、拖鞋等。

（3）护理员衣着整洁，洗净双手。

2．与老年人沟通

提醒老年人准备洗脚，以取得老年人的配合。

3．清洗

（1）协助老年人坐好。

（2）向足盆内倒入适量温水，协助老年人脱去鞋袜，将老年人的双脚放入盆中浸泡。

（3）抬起老年人的一只脚，涂抹洁身用品后，揉搓脚底、脚背、趾缝、脚踝，将脚浸泡在足盆中，反复搓洗至干净。采用同样的方法将另一只脚清洗干净。

（4）用毛巾擦干老年人的双脚，协助其穿上拖鞋。

4．整理

（1）携用品至洗漱间。

（2）将洁身用品放回原处备用，倾倒污水，洗净足盆、毛巾，将毛巾悬挂晾干。

（3）洗净双手。

（二）为卧床老年人洗脚

为卧床老年人洗脚时，护理员应按照以下步骤进行：

（1）将老年人脚部的被子向上折，露出双脚。

（2）在老年人的膝下垫软枕，以起到支撑作用。

（3）在床尾铺防水布，放上足盆。

（4）将老年人的一只脚放入盆中浸泡 5 分钟左右后抬起，涂抹洁身用品，揉搓脚底、脚背、趾缝、脚踝，再放入盆中洗净泡沫，并用毛巾擦干。

（5）采用同样的方法清洗另一只脚。

（6）清洗后，撤去足盆、防水布，为老年人盖好被子。

小贴士

> 护理员在为老年人泡脚时，应随时注意水温的变化，及时添加热水。此外，为老年人泡脚的时间不宜过长。

任务实施

为谭爷爷擦浴

【背景材料】

谭爷爷今年 80 岁，一年前因病瘫痪在床。

【实施流程】

（1）学生自由分组，每组两人。

（2）小组成员一人扮演谭爷爷，一人扮演护理员，进行情景演练。演练内容为：为谭爷爷擦浴。

（3）以小组为单位，在课上进行演练，主讲教师点评，并填写表 5-4 中列举的任务实施评价。

表 5-4　任务实施评价

评分要点	具体要求	总分	得分
情景设计	① 情景设计合理； ② 合理选用道具	10	
基本礼仪	① 衣着整洁，精神饱满； ② 谈吐文雅，举止得体	15	
职业道德	① 爱岗敬业，把为老年人提供优质服务作为第一要务； ② 敬老爱老，在操作过程中充分尊重老年人	15	
专业技能	① 操作规范，遵守操作流程； ② 思路清晰，动作熟练、连贯； ③ 在操作过程中注意保持良好的卫生习惯； ④ 在操作过程中具备安全意识，圆满完成任务	50	
应急处理	对任务实施过程中出现的意外情况能迅速进行分析并妥善处理	10	

任务四　老年人居室环境卫生照料

任务导入

嘉兴市 26 名养老护理员同台比拼专业能力

2022 年 7 月，嘉兴市举办养老护理员技能竞赛，26 名参赛选手经过为期 4 天的集训，对老年人生活照料、基础照护、康复护理、心理支持四大类护理模块进行了充

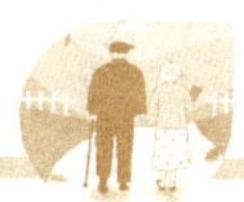

分学习，并展开最终角逐。

为卧床老人更换床单，要怎么操作呢？只见考场内的护理员小陈先协助老年人翻身侧卧，检查老年人背部皮肤状况；然后为其盖好被子，松开近侧床单，取刷套套在床刷上，从床中线清扫床垫，从床头扫至床尾；再将清洁床单对齐床中线，铺好近侧床单，并将对侧床单向内卷起，塞于老年人身下。

接下来，小陈将枕头移至近侧，协助老年人翻身侧卧于清洁床单上，盖好被子；然后将污床单从床头、床尾分别向中间卷起，放入污衣袋内；最后拉平老年人身下的清洁床单，将其平整铺于床垫上。

这是一套标准化流程，每一个操作步骤都有非常详细的考核标准，最终要达到“床基平整，中线对齐，四角包紧、美观”的效果。在操作过程中，护理员还要与老年人进行良好的沟通。

（资料来源：嘉兴在线，作者苗楠钰，有改动）

思考：

护理员应如何为卧床老年人整理床单位和更换床上用品？

一、为老年人清洁居室环境

老年人的大部分时间都是在室内度过的，为老年人营造舒适、整洁的居室环境，以满足老年人的生理、心理需要，是护理员的重要职责之一。

为老年人清洁居室环境的操作流程如下。

（一）服务前准备

（1）准备清洁推车，内置鸡毛掸子、湿抹布数块、盆 2 个（分别用于盛装清洁的和使用过的抹布）、扫帚、拖把等。

（2）护理员衣着整洁，戴好口罩、帽子。

（二）与老年人沟通

（1）告知老年人将为其清洁居室环境，以取得老年人的配合。

（2）协助自理、半自理的老年人暂时离开房间，为卧床老年人盖好被子。

（三）清扫居室

（1）打开门窗通风。春秋季节，宜在老年人每日晨起、午睡后进行通风，每次通风 30 分钟；冬季，可短时多次通风，每天 4～5 次，每次约 10 分钟。

（2）戴上手套，用湿抹布包裹鸡毛掸子，清扫天花板和墙壁上的灰尘。

（3）取干净的湿抹布擦拭桌面、床头、灯具开关、门把手等处，将使用过的湿抹布放入盆中。

（4）用软布轻轻擦去电脑、电视屏幕上的灰尘，再将专用清洁剂喷在屏幕上，并用无尘软布擦拭干净。

（5）沾湿扫帚并清扫地面，然后将拖把浸湿后擦拭地面，直至干净。

（6）用干拖把将地面擦干。

（7）关闭门窗，推车离开。

（四）整理

（1）清洗抹布和拖把，将其放入稀释后的消毒剂中浸泡，取出洗净，晾干备用。

（2）将盆刷净，晾干备用。

（3）将其他用品放回原处备用。

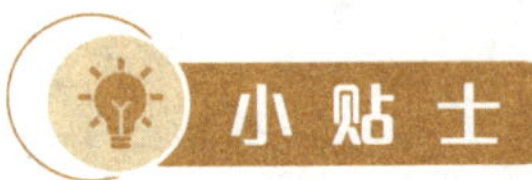

为老年人清洁居室环境时，应注意以下事项：

（1）抹布和拖把不宜过于潮湿。

（2）清扫和擦拭地面时不要有遗漏部位。

（3）对于经常触摸的门把手和灯具开关等应重点擦拭。

（4）擦拭电脑、电视屏幕应在关机状态下进行，且擦拭时动作要轻柔。

（5）应等房间地面晾干之后再请老年人进入房间，以免老年人滑倒。

二、床单位和个人物品卫生照料

为老年人整理床单位，有助于营造整齐、美观的居室环境。定时或根据需要为老年人更换床上用品、清洗个人物品，可以降低居室异味、降低感染概率，有利于老年人的身心健康。

（一）为老年人整理床单位

护理员应每日为老年人整理床单位，具体操作流程如下。

1．服务前准备

（1）护理员衣着整洁。

（2）准备扫床车，内置床刷（图 5-17）、刷套数个、盆 2 个（分别用于盛装干净的和使用过的刷套）。

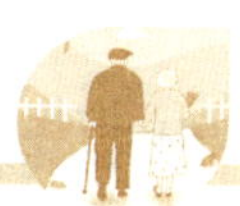

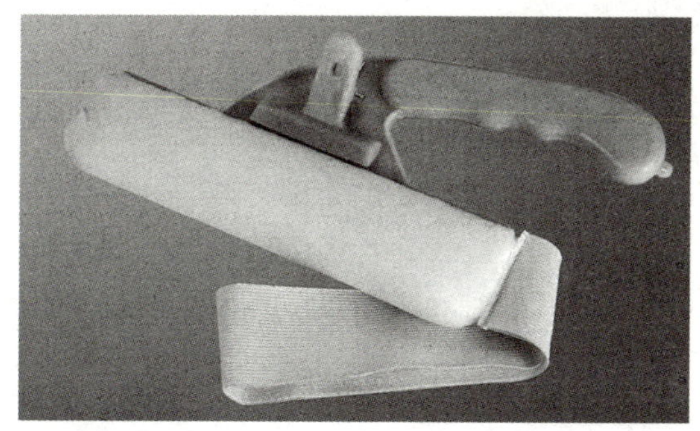

图 5-17　床刷

2．与老年人沟通

告知老年人将为其整理床单位，以取得老年人的配合。

3．为自理、半自理老年人整理床单位

（1）协助老年人离开房间，叠好被子并将其放置在床旁椅子上，将枕头放在被子上。

（2）取床刷并套好干净的刷套。

（3）从床头扫至床尾，注意每一刷要覆盖前一刷的 1/3。撤下刷套，放入盆中。

（4）依次将每一侧的床单打开、拉平后，将边缘反折于床垫下，使得床单平整、紧绷。

（5）将枕头拍松放置在床头，将叠好的被子放置在床尾。

4．为卧床老年人整理床单位

（1）放下近侧护栏，并检查对侧护栏是否拉起且牢固。

（2）协助老年人背向护理员侧卧，盖好被子。

（3）取床刷并套好干净的刷套。

（4）轻抬近侧枕头，从床头扫至床尾，并依次将每一侧的床单打开、拉平后，将边缘反折于床垫下。

（5）拉起近侧护栏，放下对侧护栏，协助老年人面向护理员侧卧，盖好被子。用同样的方法清扫并铺平另一侧床单。

（6）撤下刷套，放入盆中。

（7）协助老年人平卧，整理枕头和被子，拉起护栏。

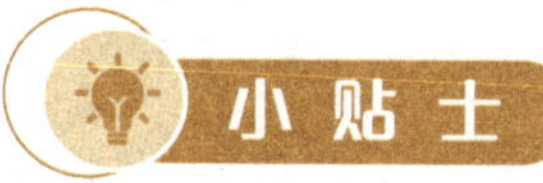

为老年人整理床单位时，护理员应做到一床一刷套，不重复使用刷套。在协助老年人翻身时，动作应轻稳，避免老年人磕碰护栏。此外，应注意扫净床单中间和枕头底下等位置。

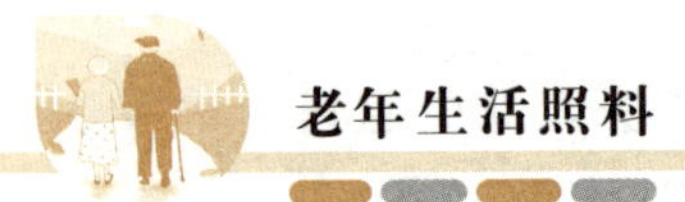

5．整理

（1）将盆刷净，将刷套洗净，晾干备用。

（2）将其他用品放回原处备用。

（二）为老年人更换床上用品

护理员为老年人更换床上用品的操作流程如下。

如何为老年人更换床上用品

1．服务前准备

（1）护理员衣服整洁。

（2）准备扫床车，内置干净的床上用品（床单、被罩和枕套）、床刷、刷套数个、盆 2 个（分别用于盛装干净的和使用过的刷套）、污衣袋等。

2．与老年人沟通

告知老年人将为其更换床上用品，以取得老年人的配合。

3．为自理、半自理老年人更换床上用品

（1）叠好被子，并将其放置在床旁椅子上，将枕头放在被子上；然后将干净的床上用品按照使用顺序码放（上层床单、中层被罩、下层枕套）。

（2）将床旁桌移开（距床约 20 厘米）。

（3）从床头至床尾，将掖于床垫下方的床单翻出，并向中间反折卷起后，放置在污衣袋中。

（4）取床刷并套好干净的刷套，清扫床垫。

（5）取干净的床单平铺在床垫上，注意将床单的中线对准床垫的中线，将超出部分掖于床垫下，使床单平整、紧绷。

（6）将被子展开平铺在床上，取出被胎，将被罩放置在污衣袋中。将枕芯从枕套中撤出，并将枕套放置在污衣袋中。

（7）将被胎平铺在床上，取干净的被罩，将被胎放入被罩，使被胎的四个角与被罩的四个角完全重合。

（8）将被子叠好放在床尾。

（9）取干净的枕套并套入枕芯，拍松枕头，将其放置在床头。

4．为卧床老年人更换床上用品

（1）更换床单

① 将干净的床上用品按照使用顺序码放（上层床单、中层被罩、下层枕套），并将床旁桌移开（距床约 20 厘米）。

② 放下近侧护栏，检查对侧护栏是否拉起且牢固。

③ 一只手托起老年人的头部，另一只手将枕头向对侧平移后，协助老年人背向护理员侧卧，盖好被子。

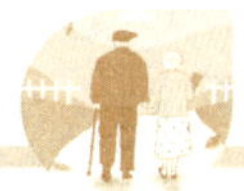

④ 从床头至床尾，将掖于床垫下方的近侧床单翻出，并将床单卷至老年人的身后，如图 5-18（a）所示。

⑤ 取床刷并套好干净的刷套，清扫床垫，如图 5-18（b）所示。

⑥ 取干净的床单，使其纵向中线与床垫中线对齐，展开近侧床单平整铺于床垫上，将对侧床单卷至老年人身后，将近侧床单超出床垫的部分反折于床垫下，如图 5-18（c）所示。

⑦ 拉起近侧护栏，放下对侧护栏，将枕头移至近侧，协助老年人翻转身体，侧卧在干净床单上。

⑧ 从床头至床尾松开污床单，并将其卷起，放置在污衣袋中，如图 5-18（d）所示。

⑨ 拉平老年人身后的干净床单，并将床单边缘掖于床垫下，如图 5-18（e）所示；协助老年人平卧在床上，盖好被子，如图 5-18（f）所示。

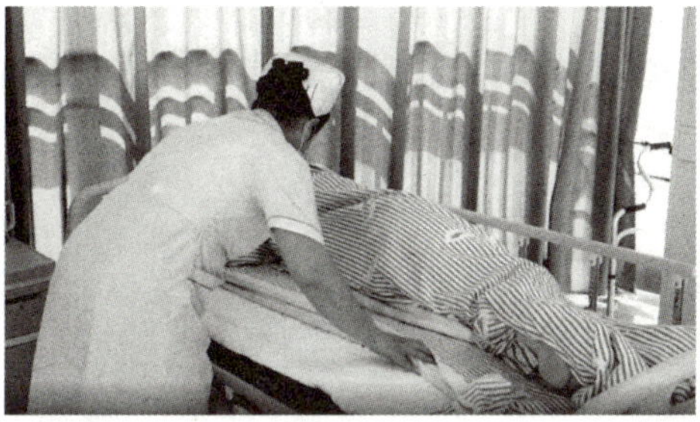

（a） 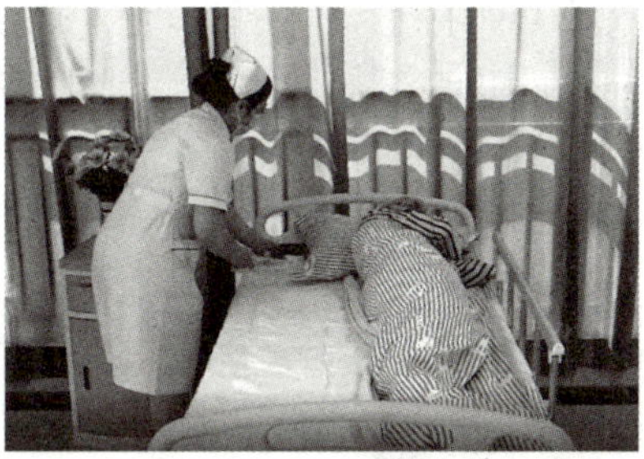　（b）

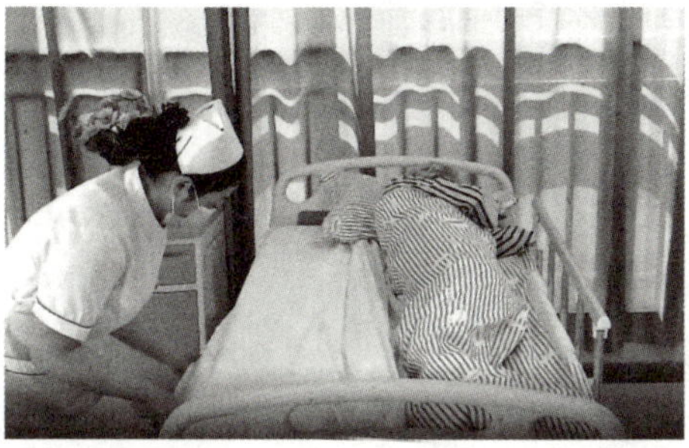

（c） 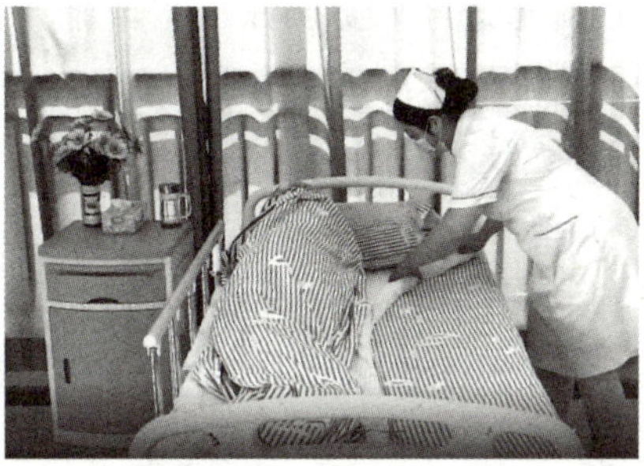　（d）

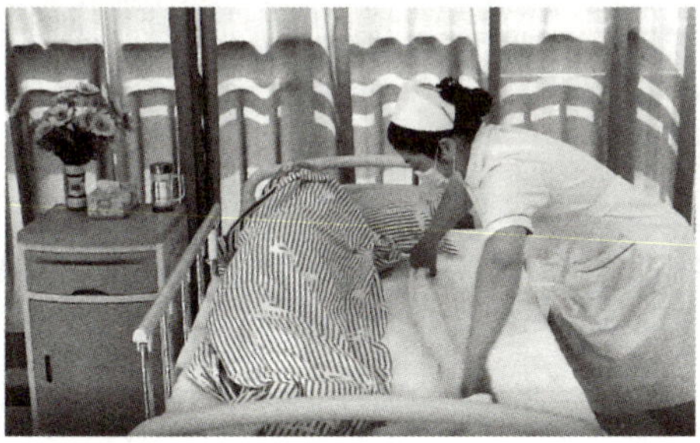

（e） 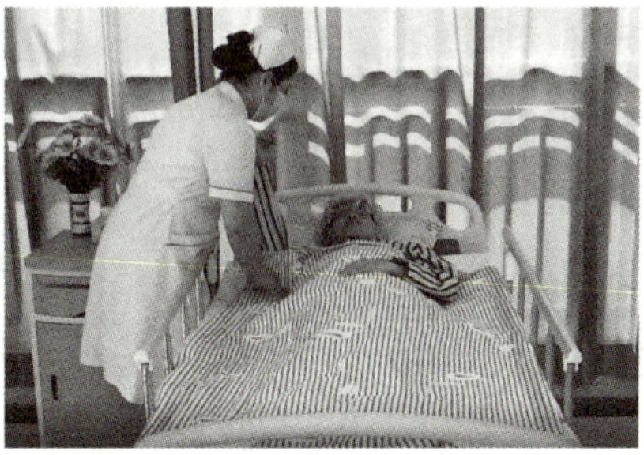　（f）

图 5-18　为卧床老年人更换床单

（2）更换被罩

① 将盖在老年人身上的被子展开。

② 打开被罩的开口，取出被胎，放置于床尾（此时被罩仍盖在老年人的身上）。

③ 取干净的被罩置于污被罩上，被罩中线对准床中线。

④ 打开干净被罩的开口，放入被胎，使被胎的四个角与被罩的四个角完全重合。

⑤ 从床头至床尾撤去污被罩，并将其置于污衣袋中。

⑥ 将被子两侧和被尾向内折。

（3）更换枕套

① 一只手托起老年人的头部，另一只手撤出枕头。

② 将枕芯从枕套中取出，并将枕套放入污衣袋。

③ 取干净的枕套，并将枕芯套入其中。

④ 一只手托起老年人的头部，另一只手将枕头放置在老年人头部下方适宜位置。

5. 整理

（1）将扫床车、床刷放回原处备用。

（2）将换下来的床单、被罩、枕套清洗干净，晾干备用。

小贴士

护理员为老年人更换床上用品时，应注意以下事项：

（1）协助老年人翻身时，应拉起护栏，以免其坠床。

（2）更换被罩时，要避免遮住老年人的口鼻。

（3）套好干净被罩后，应立即撤去污被罩。

（4）套好的枕头应四角饱满。

（5）操作过程中，不要过多地暴露老年人的身体，以免其着凉。

（6）应单独清洗每位老年人的床上用品。

情景模拟

周爷爷今年 80 岁，长期卧床。

学生两两分组，一人扮演周爷爷，一人扮演护理员，模拟护理员为周爷爷整理床单位和更换床上用品的操作流程。

（三）为老年人清洗个人物品

护理员为老年人清洗个人物品的操作流程如下。

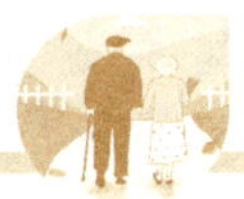

1. 服务前准备

（1）准备肥皂、刷子、消毒剂等。

（2）护理员衣着整洁、戴好口罩。

2. 与老年人沟通

告知老年人将为其清洗个人物品，以取得老年人的配合。

3. 清洗

（1）将老年人的梳子、剃须刀、脸盆、刷牙杯等物品用肥皂和刷子刷洗干净，用清水冲净后晾干。

（2）将老年人的衣服、被子暴晒 3～6 小时，以达到杀菌的目的。

（3）将老年人的餐具、水杯等洗净后，放置在开水中煮 30 分钟。

（4）将老年人的体温计、便盆等洗净后，用稀释后的消毒剂浸泡。

4. 整理

（1）将老年人的个人物品放回原处。

（2）将肥皂、刷子、消毒剂等用品放回原处备用。

三、对老年人进行床旁隔离

床旁隔离是对胃肠道传染病人采取的一种以病床为隔离区域的临时隔离方法。护理员对老年人进行床旁隔离的操作流程如下。

（一）服务前准备

（1）准备隔离标志、手消毒剂、一次性橡胶手套、口罩等，必要时备隔离服。

（2）护理员衣着整洁，戴好手套和口罩。

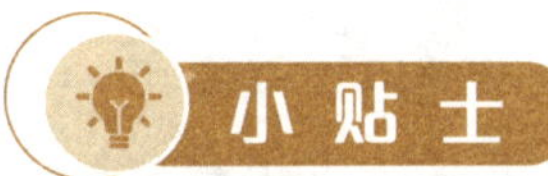

隔离标志是指在隔离区周边，用以警示医护人员、患者及来访者必须严格遵守隔离规章制度的图案或文字。

（二）与老年人沟通

告知老年人进行床旁隔离的原因和目的，以消除老年人的恐惧心理，取得老年人的配合。

（三）调整房间布局

将老年人的床单位安置在房间一角，床间距应大于 1.5 米，若小于 1.5 米，应使用屏风隔开。若老年人独居，则该房间暂停收住其他老年人。

（四）悬挂或粘贴标志

（1）在老年人的房门上和床头悬挂隔离标志。

（2）将体温计、听诊器、血压计、便盆等物品贴上标志，并放在指定地点，专人专用。

（五）实施隔离

（1）护理员照料被隔离的老年人时，应戴好口罩和手套，必要时穿隔离服。

（2）护理员应先为其他老年人提供生活照料，最后照料被隔离的老年人。照料完被隔离的老年人后，应及时脱去手套，对双手进行消毒。

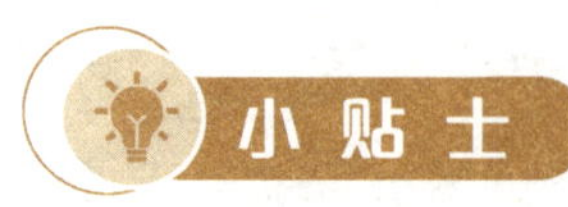

护理员对老年人进行床旁隔离时，应避免被隔离的老年人与其他老年人接触。此外，要尊重被隔离的老年人，并为其提供必要的心理支持。

四、对老年人居室进行终末消毒

终末消毒是指老年人痊愈、死亡或离开后，对老年人居住过的居室及室内物品进行彻底消毒，目的是完全消除外环境中的病原体。

进行终末消毒时，护理员应根据环境污染程度和卫生等级要求，对不同物品采取不同的消毒方法，具体流程如下：

（1）打开柜门、抽屉，收集居室内的各类垃圾并使用相应垃圾袋装好、密封，放在指定地点。

（2）若老年人患的是非呼吸道传染性疾病，护理员对居室进行通风换气即可；若老年人患的是呼吸道传染性疾病，护理员应采用紫外线消毒法和熏蒸法对居室空气进行消毒。

（3）地面、墙面、家具表面有明显污染的，去除可见的污染物后，应在室内喷洒消毒剂，并用消毒剂浸润过的拖把、抹布进行擦拭。

（4）将老年人使用过的床单、被罩、枕套用稀释过的消毒剂浸泡洗净后，放在阳光下暴晒；将床垫、被胎、枕芯等床上用品直接放在阳光下暴晒 6 小时以上。

（5）将老年人使用过的餐具、水杯用高压蒸汽消毒法、煮沸消毒法等方式进行消毒，将老年人的便器刷洗干净后用一定浓度的消毒剂浸泡。

（6）将体温计浸泡于浓度为 75%的酒精溶液内 30 分钟；将血压计用消毒剂擦拭干净后，浸泡于含氯消毒剂内 10～30 分钟；将其他医疗用具按照物品材质（如金属、橡胶、玻璃等）采用不同的消毒方法进行消毒。

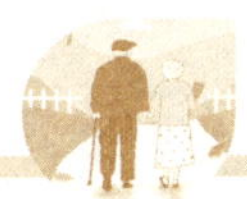

任务实施

对钱奶奶进行床旁隔离并对其居室进行终末消毒

【背景材料】

钱奶奶今年 88 岁，长期卧床，一周前突然全身乏力、畏寒、腹痛、高热不退，经诊断为伤寒（一种肠道传染性疾病），经过护理员的细心照料后痊愈。

【实施流程】

（1）学生自由分组，每组两人。

（2）小组成员一人扮演钱奶奶，一人扮演护理员，进行情景演练。演练内容包括：对钱奶奶进行床旁隔离、对钱奶奶的居室进行终末消毒。

（3）以小组为单位，在课上进行演练，主讲教师点评，并填写表 5-5 中列举的任务实施评价。

表 5-5　任务实施评价

评分要点	具体要求	总分	得分
情景设计	① 情景设计合理； ② 合理选用道具	10	
基本礼仪	① 衣着整洁，精神饱满； ② 谈吐文雅，举止得体	15	
职业道德	① 爱岗敬业，把为老年人提供优质服务作为第一要务； ② 敬老爱老，在操作过程中充分尊重老年人	15	
专业技能	① 操作规范，遵守操作流程； ② 思路清晰，动作熟练、连贯； ③ 在操作过程中注意保持良好的卫生习惯； ④ 在操作过程中具备安全意识，圆满完成任务	50	
应急处理	对任务实施过程中出现的意外情况能迅速进行分析并妥善处理	10	

项目自评

1. 填空题

（1）护理员给老年人洗头时，多采取＿＿＿＿＿＿或卧位。

（2）护理员在为老年人修剪指（趾）甲时，应注意将指甲剪成＿＿＿＿形，将趾甲剪成＿＿＿＿形。

（3）＿＿＿＿＿＿＿是指用金属或塑料等材料制成的人工牙齿。

（4）＿＿＿＿＿＿＿是指老年人痊愈、死亡或离开后，对老年人居住过的居室及室内物品进行彻底消毒，目的是完全消除外环境中的病原体。

2. 选择题

（1）护理员应使用（　　）的温水为老年人洗头。

A．28～30℃　　B．30～38℃

C．40～45℃　　D．45℃以上

（2）护理员应按照（　　）的顺序为老年人剃胡须。

A．从左至右、从上到下　　B．从右至左、从下到上

C．从右至左、从上到下　　D．从左至右、从下到上

（3）护理员用床刷扫床时，应注意每一刷要覆盖前一刷的（　　）。

A．1/2　　B．1/5

C．1/4　　D．1/3

（4）冬季，护理员可对老年人居室进行短时多次通风，每次约（　　）分钟，每天4～5次。

A．10　　B．30

C．60　　D．20

（5）对老年人进行床旁隔离时，床间距应该大于（　　）米。

A．1.2　　B．1.5

C．0.8　　D．2.2

3. 简答题

（1）简述为老年人擦拭口腔的步骤。

（2）护理员协助老年人淋浴时，有哪些注意事项？

（3）如何对老年人进行床旁隔离？

学习成果评价

请开展学习成果评价，并将评价结果填入表 5-6 中。

表 5-6　学习成果评价

班级		组号		日期	
姓名		学号		主讲教师	
项目名称	老年人卫生照料				
评价项目	评价内容	满分	评分		
理论知识（20%）	掌握为老年人清洗头部和修剪指（趾）甲的相关知识	5			
	掌握为老年人护理口腔的相关知识	5			
	掌握为老年人清洗身体的相关知识	5			
	掌握老年人居室环境卫生照料的相关知识	5			
实践技能（60%）	能够为老年人清洗头部和修剪指（趾）甲	6			
	能够为老年人清洁口腔，摘戴、清洗义齿	6			
	能够协助老年人淋浴	6			
	能够使用洗澡床为老年人洗澡	6			
	能够为老年人擦浴	6			
	能够为老年人洗脚	6			
	能够为老年人清洁居室环境	6			
	能够为老年人整理床单位、更换床上用品、清洗个人物品	6			
	能够对老年人进行床旁隔离	6			
	能够对老年人居室进行终末消毒	6			
综合素养（20%）	积极参加教学活动，主动学习、思考、讨论	5			
	具备良好的学习态度	5			
	传承中华传统美德，树立尊老、爱老、敬老、孝老和助老理念	5			
	增强对养老护理行业的信心，自觉投身养老护理行业，努力成长为有理想、有责任、有担当的“青春养老人”	5			
合计		100			
自我评价					
教师评价					

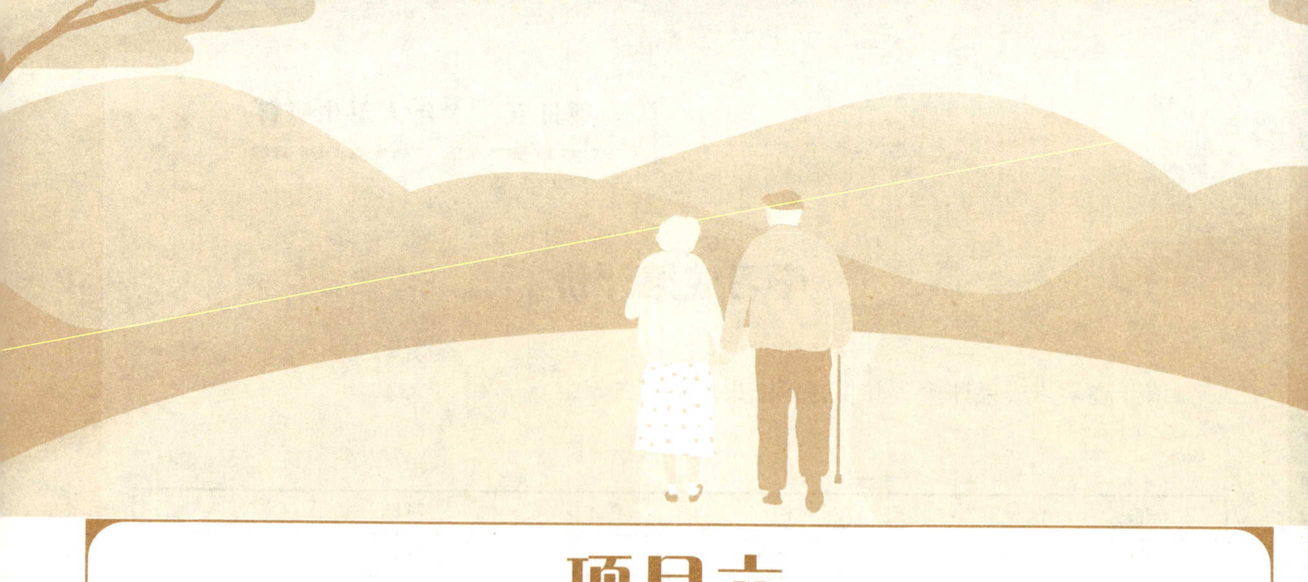

项目六
老年人排泄照料

项目引言

正常排泄是维持生命的必要条件。随着年龄的增长，老年人的机体调节功能逐渐减弱，自理能力下降，或者由疾病导致排泄功能异常，严重损害了老年人的身心健康。护理员应掌握老年人排泄照料的相关知识和操作技能，以提高老年人的生活质量，维护老年人的身心健康。

知识目标

- 了解老年人的排泄特点和影响老年人排泄的因素。
- 掌握评估老年人是否需要排泄照料的方法。
- 熟悉老年人排泄物的观察要点。
- 掌握为老年人采集二便常规标本的操作流程。
- 掌握协助老年人自主如厕、使用移动式坐便器排便的操作流程。
- 掌握协助卧床老年人如厕的操作流程。
- 熟悉尿垫、纸尿裤的基础知识。
- 掌握为老年人更换尿垫、纸尿裤的操作流程。
- 掌握为便秘老年人通便、诱导尿潴留老年人排尿的操作流程。

素质目标

- 能够客观、理性地认识自己将来的就职方向和工作性质，强化奉献意识。
- 树立科技养老的理念，能够借助智能设备提高护理效率。

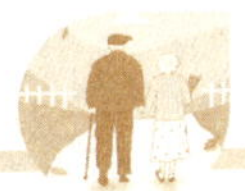

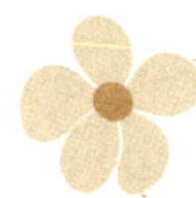

任务一　认识老年人排泄照料的基础知识

任务导入

护理员细心照料挽救老年人生命

孙奶奶今年79岁，患有冠心病、高血压，每天遵医嘱服药。由于自理能力下降，为了减轻家人负担，孙奶奶来到了武汉某养老院。养老院安排了护理员小赵负责照料孙奶奶的生活。

一天上午，孙奶奶如厕时，小赵在门外守候，并像往常一样与孙奶奶交谈，可她发现这次孙奶奶的回答有气无力。根据多年经验，小赵立马进入卫生间，发现孙奶奶表情呆滞，小赵为孙奶奶擦拭干净，穿好裤子后，发现孙奶奶的大便呈现漆黑光亮的柏油样，且有腥臭味。

小赵赶紧为孙奶奶测量血压，发现孙奶奶的血压偏低，便立即拨打急救电话，将孙奶奶送往最近的医院救治。小赵将孙奶奶的排便情况告知救护人员，医生结合病史及临床症状，考虑孙奶奶为上消化道出血，于是果断采取静脉输液、止血、吸氧、保暖等一系列抢救措施。经过医护人员一番紧张的抢救，孙奶奶的生命体征渐渐恢复正常。

思考：

（1）哪些因素会影响老年人排泄？

（2）老年人排泄物的观察要点有哪些？

一、老年人的排泄特点

排泄是指人体把新陈代谢产生的废物排出体外的过程。人体的排泄途径有皮肤排泄、呼吸道排泄、消化道排泄、泌尿道排泄，其中消化道排泄和泌尿道排泄是两种主要的排泄途径，即排便和排尿。随着年龄的增长，老年人在排泄方面呈现出以下特点。

（一）便秘和便失禁增多

老年人的消化功能逐渐减退，各种消化液分泌减少，肠道蠕动减慢，造成排便动力缺乏，加之老年人胃结肠反射减弱，直肠敏感性下降，因此，老年人十分容易出现便秘的问题。

此外，老年人的肛门内、外括约肌的张力下降，容易出现大便失禁情况，即排便不受意识控制，大便不自主排出的现象。

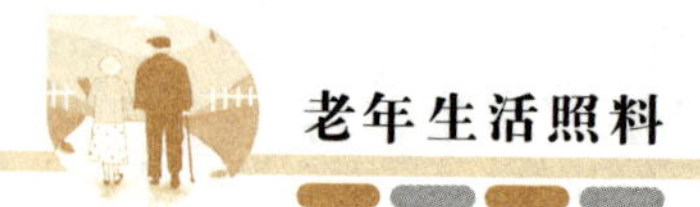

（二）夜尿和尿失禁增多

老年人的膀胱容量减少，加上夜间平卧后肾小球滤过率增加，使得原尿增多，进而增加夜间排尿次数。

尿失禁是指膀胱不能维持其控制排尿的功能，尿液不自主流出的现象。老年人常因前列腺增生、尿道括约肌老化或泌尿系统炎症而出现尿失禁情况。

二、影响老年人排泄的因素

影响老年人排泄的因素主要有生理因素、疾病和药物因素、心理因素、环境因素、天气因素和其他因素。

（1）生理因素。老年人的肾脏、膀胱、尿道、大肠、肛门等与排泄有关的器官发生退行性改变，导致其控制排泄的能力逐渐减弱。

（2）疾病和药物因素。老年人患有某些疾病（如帕金森病、尿道炎、结肠癌）或长期服用某些药物，都有可能对其排泄功能造成影响。

（3）心理因素。老年人恐惧、沮丧时，其身体活动量减少，容易造成便秘或排尿困难；老年人紧张、生气时，肠道敏感性会提高，肠胃蠕动加快，导致腹泻。

（4）环境因素。嘈杂、脏乱、狭小的排便环境会使得老年人急于离开而影响其正常排便，而安静、整洁、隐蔽的环境有助于老年人正常排便。因此，护理员应注意保持老年人排便环境的干净、舒适。此外，在使用便盆协助卧床老年人排便时，应注意使用屏风遮挡，为其创造独立、私密的空间。

（5）天气因素。天气的变化也会影响老年人排泄，当天气炎热时，身体出汗较多，体内水分减少，老年人排尿减少，当天气寒冷时，老年人排尿增多。

（6）其他因素。老年人的运动量、饮食习惯、个人排泄习惯等也会影响其排泄。例如，老年人的运动量减少，肠道蠕动减慢，容易引起便秘。又如，老年人摄入的纤维素和水分不足时，也容易导致便秘。

三、评估老年人是否需要排泄照料

一般来说，护理员可以通过老年人自主排便能力、行动能力和是否患有疾病或长期服用药物等三个方面来判断老年人是否需要排泄照料。

（一）自主排便能力

能否自主控制排便时间和地点，是老年人自主排便能力的重要判断标准。如果老年人不分时间、场合进行排便或者需要帮助才能排便，那么老年人可能已经失去了自主排便能力。当老年人的自主排便能力减弱或丧失时，护理员应适当地为其提供排泄照料。

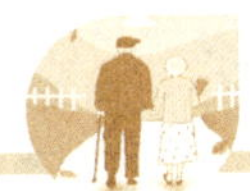

（二）行动能力

随着年龄的增长，老年人的身体机能逐渐衰退，一些老年人或因病卧床不起，或行走缓慢，这些情况极大地限制了老年人的生活自理能力，使得他们无法独立地完成排便或无法快速到达卫生间排便。因此，这些老年人需要护理员的排泄照料，包括为其更换尿垫或纸尿裤、帮助其在床上排便或协助其去卫生间排便等。

（三）是否患有疾病或长期服用药物

患有疾病或长期服用药物，可能会影响老年人的排泄功能。如果老年人患有肠梗阻、幽门梗阻、阴道炎、前列腺炎等疾病，可能会出现便秘、尿急、尿痛等问题。此外，如果老年人长期服用一些抗抑郁药、含钙的抗酸剂、利尿剂等药物，也会引起排便困难。因此，护理员应加强对这类老年人的巡视，并提供适宜的排泄照料。

四、老年人排泄物的观察

排泄物能在一定程度上反映人体的健康状况。因此，护理员应加强对老年人排泄物的观察，发现异常应及时告知医生或家属。

（一）尿液的观察要点

1. 次数和尿量

健康成年人白天排尿 3～5 次，夜间 0～1 次；每次尿量 200～400 毫升，24 小时尿量为 1000～2000 毫升，平均约为 1500 毫升。若老年人在正常饮食情况下，排尿次数和尿量突然发生改变，说明老年人可能患上了某些疾病。

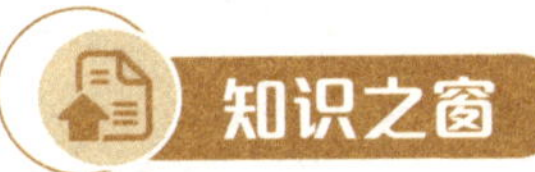

尿频、多尿和少尿

尿频是指老年人在正常饮食情况下，每日排尿次数大于等于 8 次，或夜间排尿次数大于等于 2 次，且每次尿量少于 200 毫升的现象。尿频常见于泌尿系统疾病，如尿道炎、膀胱炎、前列腺炎、良性前列腺增生等。

多尿是指老年人在正常饮食情况下，24 小时尿量超过 2500 毫升的现象，常见于糖尿病、尿崩症等疾病。

少尿是指老年人在正常饮食情况下，24 小时排尿量少于 400 毫升的现象，常见于严重脱水、重度休克或急性肾衰竭等疾病。

（资料来源：《老年人生活照料实用技能》）

2. 颜色

正常新鲜的尿液呈淡黄色。当尿液呈现淡红色、鲜红色等不同程度的红色时，说明老年人可能患有泌尿系统炎症、泌尿系统肿瘤等疾病；当尿液呈黄褐色或深黄色时，说明老年人可能患有肝细胞性黄疸及阻塞性黄疸等疾病；当尿液呈乳白色时，说明老年人可能患有丝虫病。

3. 透明度

正常新鲜的尿液澄清、透明，放置后可出现微量絮状沉淀物。若新鲜尿液浑浊，则说明老年人可能存在泌尿系统感染的情况。

4. 气味

正常新鲜的尿液具有特殊微弱气味。当老年人泌尿系统感染时，其新鲜尿液具有氨臭味；当老年人糖尿病酮症酸中毒时，其新鲜尿液具有烂苹果味。

（二）粪便的观察要点

1. 次数和量

健康成年人每日排便 1～2 次或每 2～3 天排便一次，排便每日超过 3 次，或每周少于 3 次，视为排便异常；平均每日排便 100～300 克。此外，排便量与摄入食物的种类、数量，消化器官功能是否正常有关。例如，食用粗粮、蔬菜（图 6-1）较多的老年人，其粪便量较大；又如，当老年人的肠、胃等消化器官有炎症或功能紊乱时，也会出现粪便增多的现象。

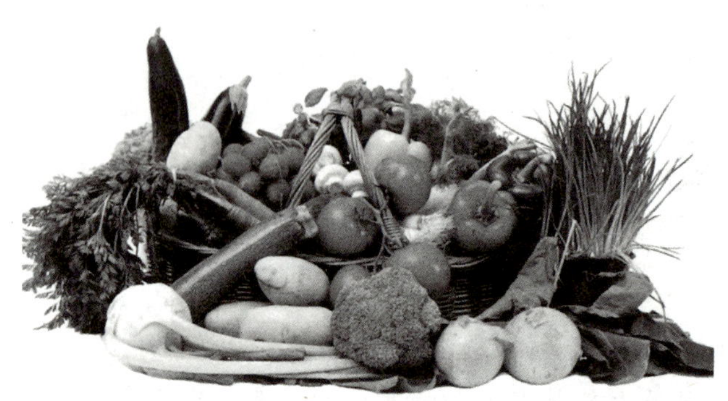

图 6-1 蔬菜

2. 颜色

正常粪便呈黄褐色。粪便的颜色与老年人所摄入食物、服用药物的种类有关。例如，老年人大量食用富含叶绿素的食物后，粪便呈绿色；食用血、肝类食物或服用补铁的药物后，粪便呈酱色；服用钡剂（一种造影剂）后，粪便呈灰白色。此外，若老年人患有某些疾病，其粪便的颜色也会发生改变。例如，老年人上消化道出血时，粪便呈黑色；下消化道出血时，粪便呈暗红色；胆道完全梗阻时，粪便呈陶土色。

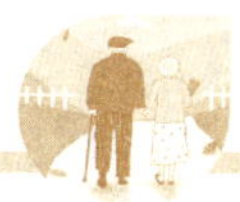

3．形状

正常粪便柔软成形。当老年人消化不良或患有急性肠炎时，其粪便呈糊状或水样；当老年人便秘时，其粪便干结、坚硬，呈栗子样；当老年人肠道部分梗阻时，其粪便呈扁平状或带状。

4．气味

粪便的气味与老年人所摄入食物的种类和所患有的肠道疾病有关。一般来说，消化不良者，其大便呈酸臭味；上消化道出血者，其大便呈腥臭味；直肠溃疡或直肠癌患者，其大便呈特殊腐臭味。

5．内容物

正常的粪便中含有少量与粪便混合均匀的黏液。当老年人肠道有炎症时，其粪便中可能混有大量的黏液；当老年人患痢疾、直肠癌等疾病时，其粪便中可能含有大量的脓血；当老年人患有直肠肿瘤、肛门结核、痔疮时，粪便表面可能有鲜红色血液。此外，当老年人肠道感染寄生虫时，粪便中可见蛔虫、绦虫等。

（三）观察、记录老年人排泄异常情况

护理员观察、记录老年人排泄异常情况的操作流程如下。

1．服务前准备

（1）室内温湿度适宜，门窗呈关闭状态。

（2）护理员衣着整洁，戴好口罩。

2．与老年人沟通

护理员应仔细询问老年人异常排泄开始的时间，排泄的次数和量，排泄物的颜色、气味、透明度、内容物等，以及异常排泄前的饮食情况。

3．观察并记录

（1）将便盆或尿壶交给老年人，并叮嘱老年人排泄在便盆或尿壶中。

（2）观察便盆或尿壶中的排泄物，如大便的颜色是否为黄褐色，是否柔软成形，是否含有大量黏液、脓血，是否有特殊气味。

（3）记录排泄物的情况，并及时告知医护人员或家属。

4．整理

（1）携用品来到卫生间。

（2）倾倒排泄物，将便盆或尿壶刷洗干净后晾干备用。

（3）洗净双手，开窗通风。

五、采集二便常规标本

在日常工作中，护理员经常需要遵医嘱为老年人采集二便标本并送检，以帮助医生诊断疾病。

（一）采集尿液标本

护理员为老年人采集尿液标本的操作流程如下。

1．服务前准备

（1）室内温湿度适宜，门窗呈关闭状态。

（2）护理员衣着整洁，戴好口罩，洗净双手。

（3）准备清洁、干燥的尿杯，贴有标签的尿标本瓶，手消毒剂，便盆，尿壶，止血钳，碘伏，棉签等。

2．与老年人沟通

告知老年人此次采集尿液标本的目的、要求，以取得老年人的配合。

3．进行采集

（1）能自理的老年人

① 提醒老年人洗净双手。

② 将尿杯和尿标本瓶交给老年人，叮嘱老年人排尿前先清洁会阴，在排尿过程中用尿杯接取约 30 毫升的中段尿液，并将尿液倒进尿标本瓶，最后将尿标本瓶交与护理员。

（2）不能自理的老年女性

① 洗净双手并消毒。

② 掀开被子，为老年人脱下裤子，露出会阴，将便盆放置在老年人的臀下。

③ 用棉签蘸取碘伏，对老年人的尿道口进行消毒，在老年人排尿过程中用尿杯接取约 30 毫升的中段尿液，并将尿液倒进尿标本瓶中放置妥当。

④ 老年人排尿结束后，撤下便盆，为老年人穿好裤子，盖好被子。

（3）不能自理的老年男性

① 洗净双手并消毒。

② 掀开被子，解开老年人的裤扣，暴露阴茎，用棉签蘸取碘伏，对老年人的尿道口进行消毒。

③ 一只手持尿壶准备接取尿液，另一只手握尿杯，在老年人排尿过程中迅速用尿杯接取约 30 毫升的中段尿液，放置一旁。

④ 老年人排尿结束后，放好尿壶，为老年人整理好衣物，再将尿杯中的尿液倒进尿标本瓶中。

（4）戴有留置导尿管的老年人

① 洗净双手并消毒，戴好一次性橡胶手套。

② 上折被子，暴露导尿管和尿袋的引流接口，在导尿管接口上端 3～5 厘米处用止血钳夹紧，关闭尿袋上的放尿端口，分离导尿管与尿袋。

③ 用棉签蘸取碘伏对导尿管末端进行消毒。

④ 将便盆放在床上，并将导尿管末端放入便盆内，取下止血钳，放出部分尿液至便盆内。

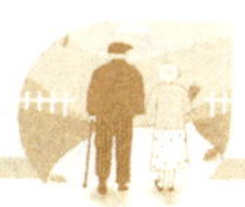

⑤ 再次用止血钳夹紧导尿管，将尿标本瓶放置在导尿管的末端，松开导尿管，接取足量的尿液后，夹紧导尿管，并将尿标本瓶放置妥当。

⑥ 再次用棉签蘸取碘伏对导尿管末端消毒，将尿袋衔接端插入导尿管内，打开尿袋上的放尿端口，检查导尿管是否通畅。

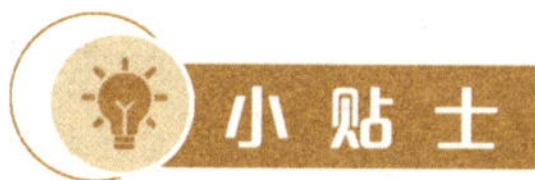

护理员在采集老年人尿液标本时，应注意以下事项：

（1）采集尿液的容器应保持干燥、清洁，容器应一次性使用。

（2）不可将粪便或其他物质混入尿液标本中，更不能从尿垫、便盆、尿袋内采集尿液标本。

（3）从导尿管中采集标本时，应注意无菌操作，以免污染导尿管。

4．整理

（1）协助老年人转换至舒适的姿势并整理床单位。

（2）将医疗垃圾放入医疗垃圾桶内，其他垃圾放入生活垃圾桶内。

（3）携用品进入洗漱间，倾倒便盆、尿壶，将其刷洗并消毒后晾干备用。

（4）洗净双手。

（5）将尿液标本送至化验室。

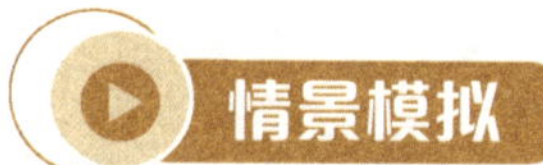

舒奶奶今年 88 岁，长期卧床，戴有留置导尿管。一天，护理员为舒奶奶更换尿袋时，发现其尿液颜色异常。护理员向医生报告后，医生开出尿常规检查单。

学生两两分组，一人扮演舒奶奶，一人扮演护理员，模拟护理员为舒奶奶采集尿液标本的操作流程。

（二）采集粪便标本

粪便标本包括常规标本、隐血标本、培养标本、寄生虫检查标本。采集粪便标本，有助于老年人消化系统疾病的诊断与治疗。护理员采集粪便标本的操作流程如下。

如何采集粪便标本

1．服务前准备

（1）室内温湿度适宜，门窗呈关闭状态。

（2）根据不同检验目的准备以下物品：

① 采集常规标本和隐血标本，需要准备清洁便盆、检便匙或无菌棉签、检便盒（图 6-2）等。

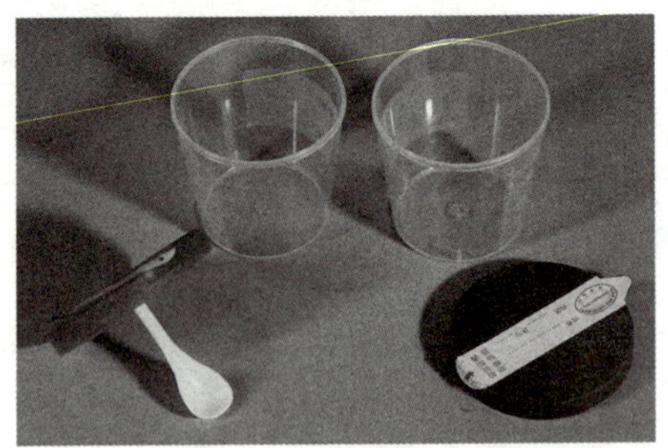

图 6-2 检便盒

② 采集培养标本，需要准备消毒便盆、无菌棉签、无菌培养管或无菌便盒等。

③ 采集寄生虫标本，需要准备透明薄膜拭子、清洁便盆等。

（3）护理员衣着整洁，洗净双手，戴好口罩和手套。

2. 与老年人沟通

告知老年人此次采集粪便标本的目的、要求，以取得老年人的配合。

3. 进行采集

（1）常规标本和隐血标本

① 对能自理的老年人，叮嘱其在清洁便盆中排便；对不能自理的老年人，应协助其在便盆中排便。

② 待老年人排便后，用检便匙或无菌棉签取中央部分粪便或异常粪便（如呈稀水样、黏液样的粪便）5 克放于检便盒内，盖上盖子。

（2）培养标本

① 叮嘱或协助老年人排便于消毒便盆内。

② 待老年人排便后，用无菌棉签取中央部分粪便或异常粪便 2～5 克放于无菌培养管或无菌便盒内，塞紧瓶塞或盖上盖子。

③ 若老年人无便意，则可用长棉签蘸取无菌生理盐水，由肛门插入直肠 6～7 厘米，朝一个方向边旋转边退出，然后将棉签放入无菌培养管中，塞紧瓶塞。

（3）寄生虫检查标本

如老年人需要检查蛲虫卵，护理员应用透明薄膜拭子于清晨排便前，自肛门褶皱处拭取标本，获取后立即送检；如老年人需要检查阿米巴原虫，护理员应先用温水将便盆加热至接近患者体温的温度，待老年人排便后连同便盆一起送检。

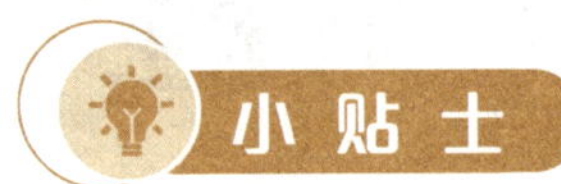

护理员采集粪便标本之前，应提醒老年人排空小便，以免污染粪便标本；应叮嘱老年人采集隐血标本前三天禁食肉类、动物肝脏、血等含铁丰富的食物；原虫和某些蠕虫有周期性排卵现象，未发现寄生虫或虫卵时，应连续送检三天，以免漏诊。

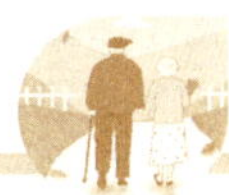

4. 整理

（1）协助老年人转换至舒适的姿势并整理床单位。

（2）携用品进入洗漱间，倾倒粪便，刷洗便盆并消毒后，将其晾干备用。

（3）洗净双手。

（4）将粪便标本送至化验室。

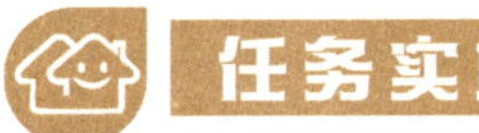

任务实施

对赵奶奶进行排泄照料

【背景材料】

赵奶奶今年 92 岁，长期卧床，近日出现腹痛、腹泻等症状。护理员小张得知赵奶奶的情况后，仔细观察了赵奶奶的排泄物，记录了异常情况，并将结果及时报告给了医生，医生开具了便常规检查单。

【实施流程】

（1）学生自由分组，每组两人。

（2）小组成员一人扮演赵奶奶，一人扮演护理员小张，进行情景演练。演练内容包括：观察、记录赵奶奶排泄异常情况，帮助赵奶奶采集粪便标本。

（3）以小组为单位，在课上进行演练，主讲教师点评，并填写表 6-1 中列举的任务实施评价。

表 6-1　任务实施评价

评分要点	具体要求	总分	得分
情景设计	① 情景设计合理； ② 合理选用道具	10	
基本礼仪	① 衣着整洁，精神饱满； ② 谈吐文雅，举止得体	15	
职业道德	① 爱岗敬业，把为老年人提供优质服务作为第一要务； ② 敬老爱老，在操作过程中充分尊重老年人	15	
专业技能	① 操作规范，遵守操作流程； ② 思路清晰，动作熟练、连贯； ③ 在操作过程中注意保持良好的卫生习惯； ④ 在操作过程中具备安全意识，圆满完成任务	50	
应急处理	对任务实施过程中出现的意外情况能迅速进行分析并妥善处理	10	

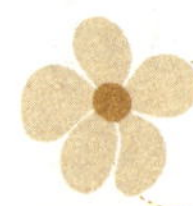

任务二　老年人如厕照料

任务导入

护理员不怕脏臭暖心帮助　八旬老人流下泪水

某天一大早，湖北省孝感市某养老院的胡爷爷拉着该院负责人小刘的手，激动地说起昨天晚上发生在他身上的一件事，情到深处，不禁流下泪水……

胡爷爷在养老院已经住了6年多，虽然平时坐着轮椅，但生活基本可以自理，加上老年人不服老的心理，每次护理员要协助胡爷爷大小便时，都被他拒绝。

前一天晚上，胡爷爷像往常一样准备如厕，结果不慎滑倒，正在其他房间查房的护理员黄阿姨闻声急忙跑到胡爷爷房间，发现胡爷爷坐在卫生间地上，轮椅翻倒在一旁。黄阿姨立即通知值班医护人员，医护人员查看后，发现胡爷爷并无大碍。但由于跌倒，卫生间内到处都是大便，整个房间散发着臭味。

黄阿姨扶起胡爷爷时，大便仍不自主地滴到地上，甚至落到了黄阿姨的脚上。黄阿姨并没有面露嫌弃，而是视若无睹地搀扶着胡爷爷，并帮助胡爷爷洗净身上的污物。将胡爷爷扶到床上安置好后，黄阿姨又将轮椅和房间内的污物一一清理干净，并时刻关注着胡爷爷的身体情况。

黄阿姨的一举一动，让胡爷爷心里暖暖的，他说："平日里，她视我为亲人，无微不至地照顾我，在昨天这样的情况下，她还细心地为我清洗大便，我真的非常感动，她比我女儿还亲。"

听到老人的肺腑之言，黄阿姨不好意思地说："这都是我们应该做的，平时跟爷爷奶奶们相处，他们就像我们的父母一样，我们也会有老的一天，善待他人就是善待自己。"

思考：

（1）如何为老年人营造安全的如厕环境？

（2）如果你是一名护理员，你会如何协助胡爷爷如厕？

一、为老年人营造安全的如厕环境

护理员要想为老年人营造安全的如厕环境，应做到以下几点。

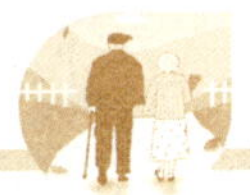

（一）整理卫生间

卫生间的空间不宜太小，应至少能轻松容纳两个人或者能满足轮椅回旋所需的空间。如果空间过小，护理员在照料老年人如厕时容易与老年人发生碰撞，造成老年人身体损伤；如果轮椅回旋困难，会给护理员的工作带来不便。护理员在照料老年人如厕前，应对卫生间内的物品进行整理，以留出足够的空间。

（二）开启灯光

随着年龄的增长，老年人的视觉功能逐渐退化，突然进入黑暗或过于明亮的环境时，会出现视物不清或眩晕的情况。因此，护理员协助老年人如厕时，应开启亮度足够但不刺眼的灯光。

（三）做好防滑措施

护理员应确保卫生间地面干燥，以免老年人摔倒。若老年人能自主如厕，护理员应确保坐便器旁边的扶手干燥，以方便老年人起身。此外，护理员应在盥洗池下面铺好防滑垫，以免老年人洗手时弄湿地面导致摔倒。

（四）选择合适的坐便器

护理员应根据老年人的身体状况选择合适的坐便器。例如，对于膝关节活动不方便的老年人，可为其选择安装有可升降坐便架（图 6-3）或增高器（图 6-4）的坐便器。

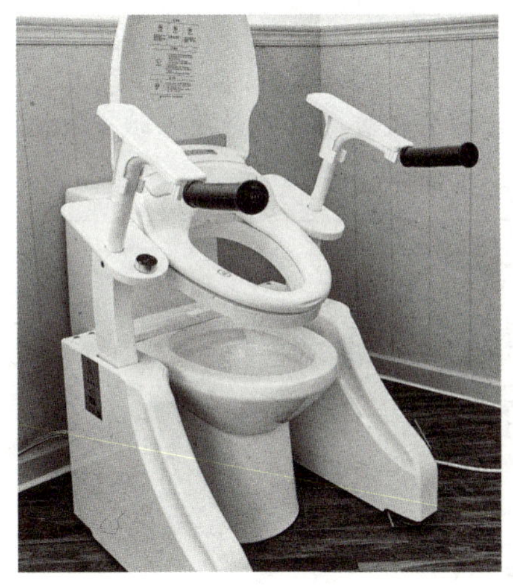

图 6-3　可升降坐便架

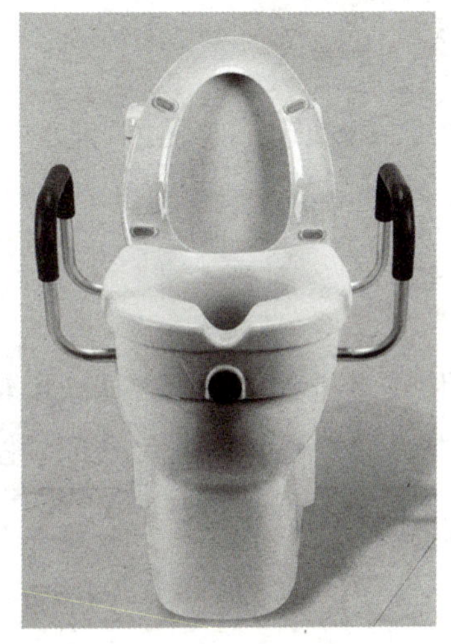

图 6-4　增高器

二、协助老年人自主如厕

护理员协助老年人自主如厕的操作流程如下。

（一）服务前准备

（1）室内温湿度适宜，无异味，地面干燥。

（2）护理员衣着整洁，洗净双手。

（3）准备卫生纸、合适的坐便器。

（二）与老年人沟通

询问老年人是否有便意，确认老年人有便意后，协助老年人如厕。

（三）协助如厕

（1）护理员搀扶或用轮椅推老年人进入卫生间。

（2）协助老年人背向坐便器站立，叮嘱老年人抓紧坐便器旁边的扶手；一只手扶稳老年人，另一只手协助老年人（或由老年人自己）脱下裤子。

（3）协助老年人在坐便器上坐稳，叮嘱老年人双手扶稳扶手进行排便。

（4）老年人排便结束后，鼓励老年人自己擦净肛门。若老年人需要协助，护理员应叮嘱老年人扶稳扶手，身体前倾，微微抬起臀部，为老年人擦净肛门。

（5）协助老年人站立，并为老年人（或由老年人自己）穿好裤子。

（6）观察老年人的大便情况，并冲水。

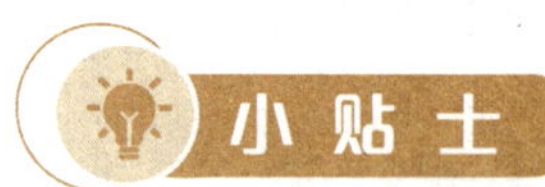

护理员在协助老年人坐下和起身时，动作应轻缓，以免老年人眩晕。此外，应将卫生纸放在老年人伸手就可以拿取的位置。

（四）整理

（1）协助老年人洗手，搀扶或用轮椅推动老年人离开卫生间。

（2）打开窗户通风或开启通风设备，待卫生间无异味后再关闭。

（3）洗净双手，并做好记录。

三、协助老年人使用移动式坐便器排便

如果卫生间不能同时容纳护理员和老年人，老年人夜间如厕不方便，或老年人的床距离卫生间较远，护理员可以协助老年人使用移动式坐便器（图 6-5）在房间内排便。

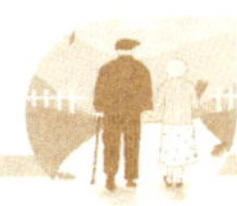

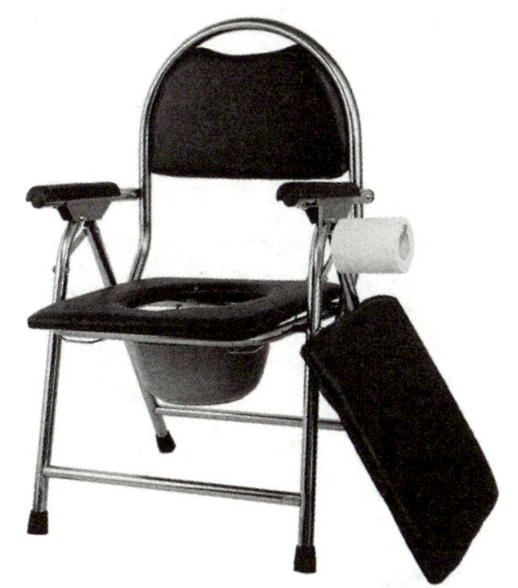
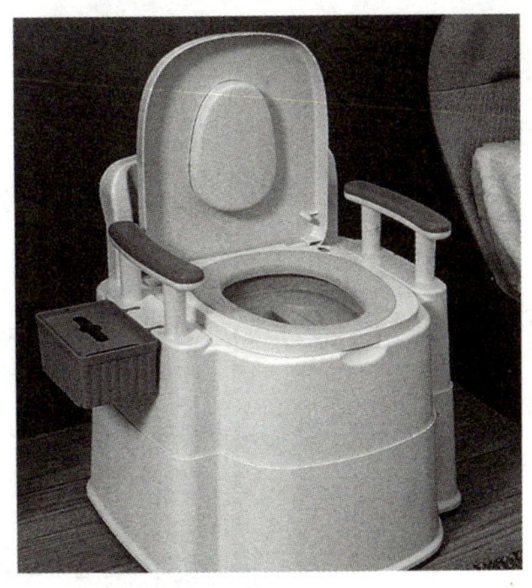

图 6-5 移动式坐便器

护理员协助老年人使用移动式坐便器排便的操作流程如下。

（一）服务前准备

（1）室内温湿度适宜，无异味。

（2）准备卫生纸、移动式坐便器。

（3）护理员衣着整洁，关闭门窗或拉开屏风遮挡。

（二）与老年人沟通

询问老年人是否有便意，确认老年人有便意后，协助老年人使用移动式坐便器排便。

（三）协助排便

（1）将移动式坐便器放在老年人床边，打开便器盖。

（2）协助老年人下床站稳，为老年人（或由老年人自己）脱下裤子，协助老年人在移动式坐便器上坐稳，叮嘱老年人双手扶稳扶手进行排便。

（3）老年人排便结束后，鼓励老年人自己擦净肛门。若老年人需要协助，则护理员应叮嘱老年人扶稳扶手，身体前倾，微微抬起臀部，为老年人擦净肛门。

（4）协助老年人站立，并为老年人（或由老年人自己）穿好裤子。

（四）整理

（1）协助老年人洗净双手，回到床上。

（2）打开窗户通风或开启通风设备，待房间内无异味后再关闭。

（3）将移动式坐便器的便盆拿到卫生间，倒掉排泄物，刷洗干净并消毒后，将便盆重新装好，盖好便器盖。

（4）将移动式坐便器放回原处，洗净双手。

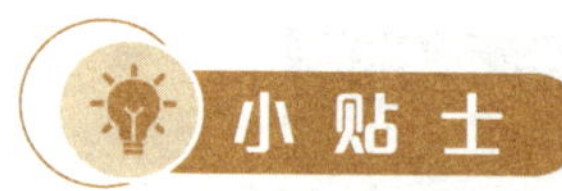

若多人同居一室，则护理员在协助老年人使用移动式坐便器前应使用屏风遮挡。

四、协助卧床老年人如厕

对于长期卧床的老年人，护理员可使用便盆（图 6-6）或尿壶（图 6-7）协助其在床上完成排便、排尿。

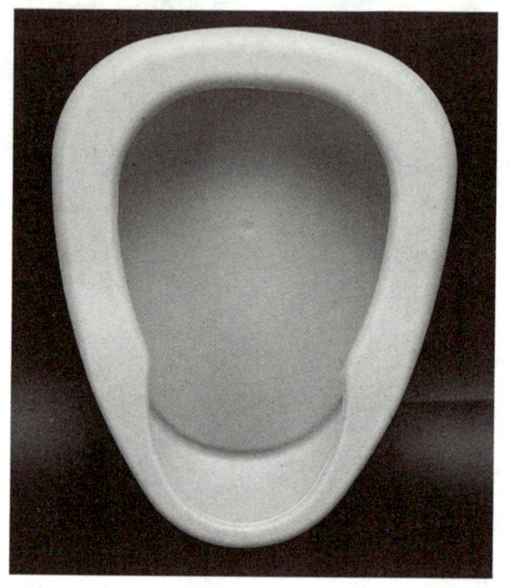

图 6-6　便盆

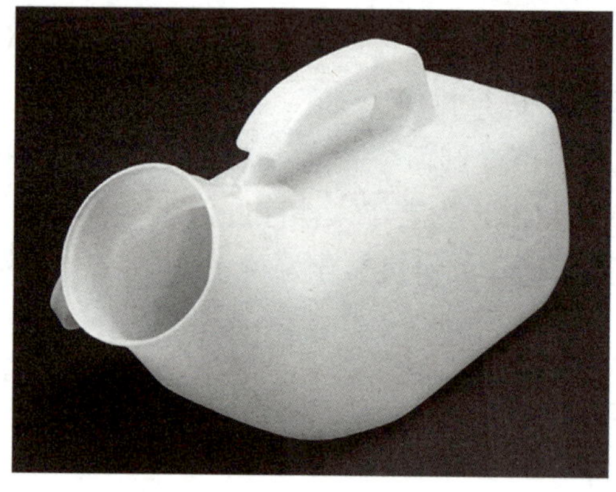

男用尿壶

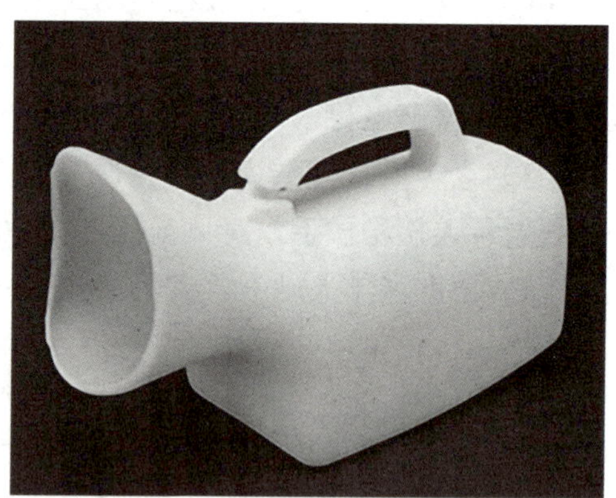

女用尿壶

图 6-7　尿壶

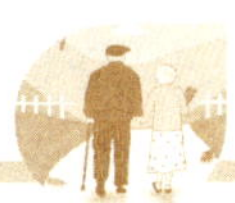

（一）协助卧床老年人排便的操作流程

护理员协助卧床老年人排便的操作流程如下。

1. 服务前准备

（1）室内温湿度适宜。

（2）准备清洁的便盆、卫生纸、一次性护理垫等。

（3）护理员衣着整洁，戴好口罩，关闭门窗或拉开屏风遮挡。

如何协助卧床老年人使用便盆排便

2. 与老年人沟通

询问老年人是否有便意，确认老年人有便意后，协助其使用便盆排便。

3. 放置便盆

（1）放下近侧护栏，掀开被子，协助老年人将裤子脱至膝部。

（2）叮嘱老年人屈膝抬臀，一只手托住老年人的腰部，另一只手依次将一次性护理垫、便盆放置在老年人臀下（便盆窄口处朝向老年人的足部）。

（3）询问老年人的感受并将便盆调整至合适的位置后，在老年人会阴上方覆盖一次性护理垫，并为其盖好被子。

4. 撤去便盆

（1）老年人排便结束后，掀开被子，撤去覆盖在会阴上方的一次性护理垫。

（2）一只手扶稳便盆，另一只手协助老年人侧卧，取出便盆放于地上。

（3）为老年人擦净肛门。

小贴士

护理员协助卧床老年人排便时，应注意以下事项：

（1）不可长时间暴露老年人的身体，以免其着凉。

（2）放置便盆时，动作应轻柔，不可硬塞，以免弄伤老年人。

（3）冬季使用便盆时，应先在便盆中倒入温水，待便盆升温后，将水倒出，再给老年人使用。

5. 整理

（1）撤去一次性护理垫，协助老年人穿好裤子，取舒适的卧位，为老年人盖好被子，整理床单位。

（2）观察粪便，如有异常，做好记录并及时告知医护人员或家属。

（3）倒掉排泄物，将便盆刷洗干净后消毒，晾干备用。

（4）洗净双手，开窗通风。

情景模拟

周奶奶今年 80 岁，一周前摔了一跤，小腿骨折，需卧床休息。一天，周奶奶说有便意，请护理员协助其排便。

学生两两分组，一人扮演周奶奶，一人扮演护理员，模拟护理员协助周奶奶排便的操作流程。

（二）协助卧床老年人排尿的操作流程

护理员协助卧床老年人排尿的操作流程如下。

1. 服务前准备

（1）室内温湿度适宜。

（2）准备清洁的尿壶、卫生纸、一次性护理垫等。

（3）护理员衣着整洁，戴好口罩，关闭门窗或拉开屏风遮挡。

2. 与老年人沟通

询问老年人是否有尿意，确认老年人有尿意后，协助其使用尿壶排尿。

3. 协助排尿

（1）老年女性

① 协助老年人仰卧，掀开被子，将老年人的裤子脱至膝部。

② 叮嘱老年人屈膝抬臀，一只手托住老年人的腰部，另一只手将一次性护理垫垫于老年人的臀下。

③ 叮嘱老年人屈膝，张开双腿，手持尿壶，将尿壶的开口紧贴老年人的会阴，固定尿壶，接取尿液，并为老年人盖好被子。

④ 老年人排尿结束后，掀开被子，撤去尿壶。

⑤ 用卫生纸擦干老年人的会阴，并撤去一次性护理垫。

（2）老年男性

① 协助老年人仰卧（或侧卧），掀开被子，解开裤扣，暴露阴茎。

② 手持尿壶，将阴茎插入尿壶口，固定尿壶，接取尿液，并为老年人盖好被子。

③ 老年人排尿结束后，掀开被子，撤去尿壶。

4. 整理

（1）协助老年人穿好裤子或扣好裤扣，取舒适的卧位，为老年人盖好被子，整理床单位。

（2）持尿壶进入洗手间，倾倒尿液，同时仔细观察尿液，若有异常及时记录，并告知医护人员或家属。

（3）用刷子在流动的水下刷洗尿壶内壁，将尿壶外表面冲洗干净，然后将尿壶口朝

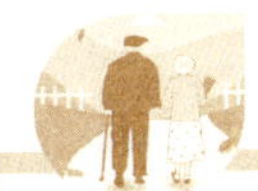

下放置，控干水分后放回原处备用。

（4）洗净双手，开窗通风。

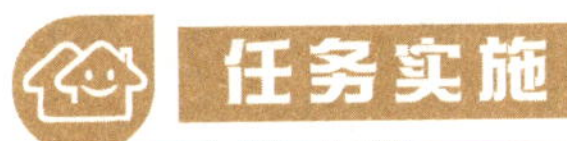

任务实施

协助张爷爷如厕

【背景材料】

张爷爷今年 76 岁，左腿不灵活，且患有夜盲症，一到晚上，就看不清周围环境。

【实施流程】

（1）学生自由分组，每组两人。

（2）小组成员一人扮演张爷爷，一人扮演护理员，进行情景演练。演练内容包括：白天协助张爷爷正常如厕，晚上协助张爷爷使用移动式坐便器排便。

（3）以小组为单位，在课上进行演练，主讲教师点评，并填写表 6-2 中列举的任务实施评价。

表 6-2　任务实施评价

评分要点	具体要求	总分	得分
情景设计	① 情景设计合理； ② 合理选用道具	10	
基本礼仪	① 衣着整洁，精神饱满； ② 谈吐文雅，举止得体	15	
职业道德	① 爱岗敬业，把为老年人提供优质服务作为第一要务； ② 敬老爱老，在操作过程中充分尊重老年人	15	
专业技能	① 操作规范，遵守操作流程； ② 思路清晰，动作熟练、连贯； ③ 在操作过程中注意保持良好的卫生习惯； ④ 在操作过程中具备安全意识，圆满完成任务	50	
应急处理	对任务实施过程中出现的意外情况能迅速进行分析并妥善处理	10	

任务三 为老年人更换尿垫、纸尿裤

任务导入

“95后”养老护理员：用青春守护夕阳

小王是一名“95后”，在上海市杨浦区某福利院做养老护理员快9年了。小王介绍说，他在学校学的是老年服务与管理专业，当时觉得毕业后的工作可能就是陪老人聊聊天、打发打发时间，完全没有想到护理员需要很早就起床上班，还要处理老人的大小便。

小王至今还印象深刻，刚刚工作没多久，有一次半夜查房，发现伍爷爷呆呆地坐在床上，原来，他将大便拉在了纸尿裤上，又把纸尿裤给脱了下来，于是，床上、地上到处都是大便。小王做好思想建设后，先用湿纸巾将床上、地上、伍爷爷身上的大便清理干净，然后打来一盆温开水，为伍爷爷脱去脏衣服并擦拭身体，最后为他换上干净的纸尿裤、衣服、床单和被罩。待收拾完一切，已经凌晨3点了。整个过程中，小王没有表现出任何厌恶或不耐烦的情绪。

小王目前在杨浦区某福利院需要同时照顾近30位老人，其中一位奶奶由于生活不能自理，每隔一两个小时就要帮她翻身、换纸尿裤，还要经常帮她擦洗身体。“从我接手起，这位奶奶就已经是这样了，不过由于护理得好，虽然已经卧床好几年，奶奶的身体还是比较好的。”说起这点，小王很是自信。

（资料来源：中华人民共和国民政部官网，作者周裕妩，有改动）

思考：

护理员应如何为老年人更换纸尿裤？

一、认识尿垫、纸尿裤

护理员可考虑给下身麻痹、频繁失禁、行动迟缓、痴呆严重的老年人垫上尿垫或穿戴纸尿裤，以保持老年人会阴、臀部的清洁和干爽，预防失禁相关性皮炎、阴道炎、前列腺炎等疾病的发生。

（一）尿垫

目前市面上常见的尿垫有一次性尿垫和可水洗尿垫两种类型，如图6-8所示。一次性尿垫使用方便，吸水性强，对皮肤的刺激性小，但透气性较差，不宜长期使用；可水洗尿

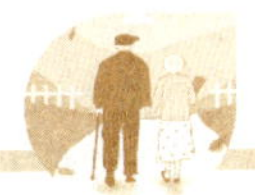

垫舒适、美观、可反复使用，透气性较一次性尿垫好，吸水性较一次性尿垫弱。尿垫适用于二便失禁的卧床老年人。

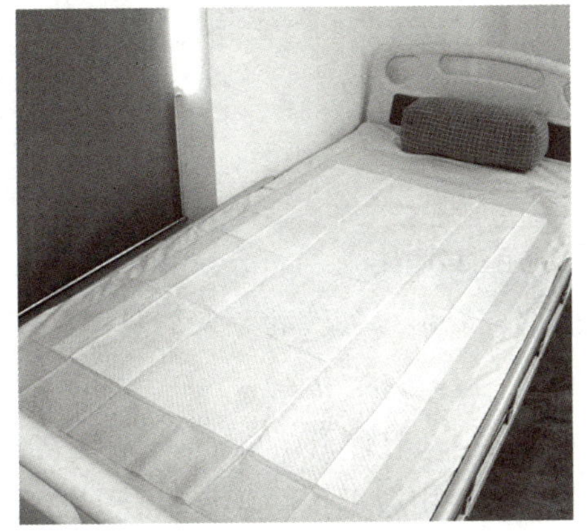

（a）一次性尿垫

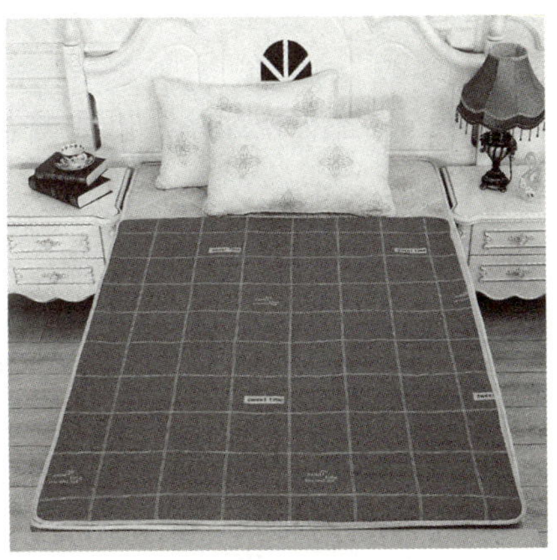

（b）可水洗尿垫

图 6-8　尿垫

（二）纸尿裤

纸尿裤分为腰贴型纸尿裤和裤型纸尿裤两种，如图 6-9 所示。纸尿裤具有吸水性强、穿脱方便、不限制活动等特点，适用于能够行走或坐轮椅，且伴有二便失禁的老年人，以及患有阿尔茨海默病的老年人。同时，纸尿裤也适用于卧床老年人。

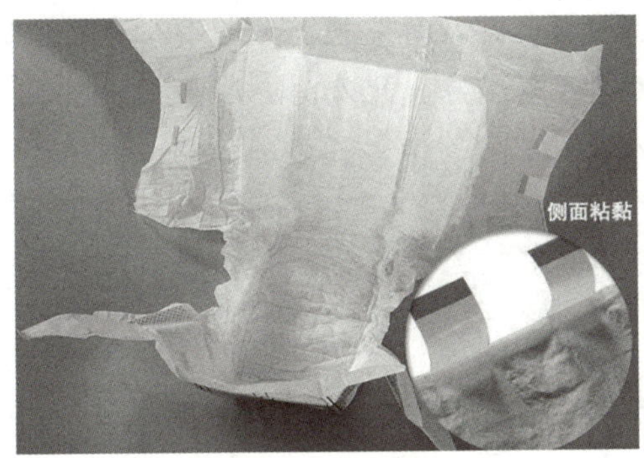

（a）腰贴型纸尿裤

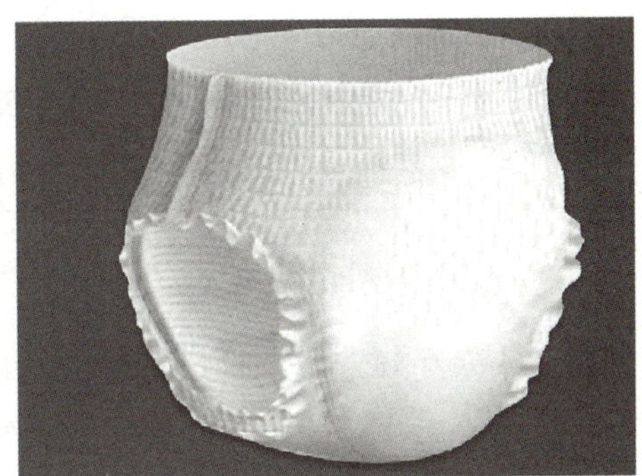

（b）裤型纸尿裤

图 6-9　成人纸尿裤

二、为老年人更换尿垫

护理员为老年人更换尿垫的操作流程如下。

（一）服务前准备

（1）室内温湿度适宜。

（2）准备湿纸巾、一次性尿垫（或清洁的可水洗尿垫）、盆、毛巾、干净衣物等。

（3）护理员衣着整洁，戴好口罩，关闭门窗或拉开屏风遮挡。

（二）与老年人沟通

提醒老年人准备更换尿垫，以取得老年人的配合。

（三）更换尿垫

（1）放下近侧护栏，并检查对侧护栏是否拉起且牢固。

（2）掀开被子，双手分别扶住老年人的肩部、髋部，翻转老年人的身体，使老年人背向护理员侧卧。

（3）将老年人身下的污尿垫向上反折，垫于老年人的臀下。

（4）戴上手套，叮嘱老年人抬臀，脱去脏衣物，用湿纸巾将老年人身上的污物清理干净。

（5）在盆中倒入温水，用毛巾擦净老年人的身体。

（6）取一次性尿垫（或清洁的可水洗尿垫），将其一半平铺于床上，另一半卷至老年人身后；翻转老年人身体，使其呈平卧位，撤去污尿垫，将清洁的尿垫拉至平整。

小贴士

护理员应每隔两小时查看一次尿垫的浸湿情况，并及时更换。为老年人更换尿垫时，应关闭门窗，以保护老年人的隐私，避免老年人受凉。此外，应注意观察老年人会阴、臀部皮肤，发现异常及时报告给医护人员或家属。

（四）整理

（1）为老年人穿好干净衣物，盖好被子，整理床单位。

（2）洗净盆、毛巾、可水洗尿垫、脏衣物，晾干备用。

（3）洗净双手，开窗通风。

情景模拟

常奶奶今年 92 岁，长期卧床，二便失禁，护理员检查尿垫时，发现尿垫已经被尿液浸湿，准备立即为常奶奶更换尿垫。

学生两两分组，一人扮演常奶奶，一人扮演护理员，模拟护理员为常奶奶更换尿垫的操作流程。

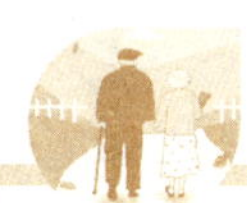

三、为老年人更换纸尿裤

如何为老年人更换纸尿裤

下面以腰贴型纸尿裤为例，讲解护理员为老年人更换纸尿裤的操作流程。

（一）服务前准备

（1）室内温湿度适宜。

（2）准备一次性护理垫、湿纸巾、卫生纸、纸尿裤、盆、毛巾等。

（3）护理员衣着整洁，戴好口罩和手套，关闭门窗或拉开屏风遮挡。

（二）与老年人沟通

提醒老年人准备更换纸尿裤，以取得老年人的配合。

（三）更换纸尿裤

（1）在床上适宜位置垫上一次性护理垫，并协助老年人平躺，臀部位于一次性护理垫正上方，帮助老年人脱下裤子。

（2）撕开被污染的纸尿裤两侧的胶贴，将纸尿裤的前片从两腿间向后折。

（3）协助老年人背向护理员侧卧，将被污染的纸尿裤向内反折，垫于老年人的臀下，用湿纸巾、卫生纸擦净老年人身体上的污物后，撤去被污染的纸尿裤。

（4）在盆中倒入温水，用温热湿毛巾擦拭老年人的身体至干净。

（5）展开干净的纸尿裤，将纸尿裤有胶贴的一端朝老年人的脊柱方向、另一端朝老年人的大腿方向平铺，调整纸尿裤的中心，将其对准老年人的臀部中心。

（6）协助老年人平卧，叮嘱老年人略张开双腿，从老年人大腿间拉出纸尿裤，从两腿向上兜起纸尿裤，将纸尿裤的前片向两侧拉紧，撕开纸尿裤后侧胶贴，使其粘贴在前片的可粘贴区域。

（7）向外拉出大腿内侧的纸尿裤边缘部分，确保腿部与纸尿裤充分贴合，无缝隙。

（四）整理

（1）协助老年人穿好裤子。

（2）撤去一次性护理垫，整理床单位。

（3）洗净盆、毛巾，晾干后备用。

（4）洗净双手，开窗通风。

小贴士

护理员应充分尊重和理解二便失禁老年人，不与他人谈论老年人的情况，且在护理过程中不能表现出厌恶的情绪。同时，要积极地对老年人进行心理疏导，消除老年人的羞涩和焦虑情绪，多安慰和鼓励老年人，帮助老年人恢复自信，积极配合治疗。

任务实施

为吴爷爷更换纸尿裤

【背景材料】

吴爷爷今年 83 岁，长期卧床，生活不能自理，日常生活中穿戴纸尿裤。一天，护理员为吴爷爷检查纸尿裤时，发现其纸尿裤已经被污染。

【实施流程】

（1）学生自由分组，每组两人。

（2）小组成员一人扮演吴爷爷，一人扮演护理员，进行情景演练。演练内容为：为吴爷爷更换纸尿裤。

（3）以小组为单位，在课上进行演练，主讲教师点评，并填写表 6-3 中列举的任务实施评价。

表 6-3　任务实施评价

评分要点	具体要求	总分	得分
情景设计	① 情景设计合理； ② 合理选用道具	10	
基本礼仪	① 衣着整洁，精神饱满； ② 谈吐文雅，举止得体	15	
职业道德	① 爱岗敬业，把为老年人提供优质服务作为第一要务； ② 敬老爱老，在操作过程中充分尊重老年人	15	
专业技能	① 操作规范，遵守操作流程； ② 思路清晰，动作熟练、连贯； ③ 在操作过程中注意保持良好的卫生习惯； ④ 在操作过程中具备安全意识，圆满完成任务	50	
应急处理	对任务实施过程中出现的意外情况能迅速进行分析并妥善处理	10	

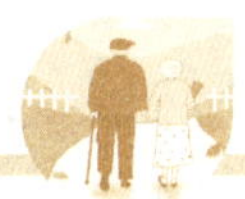

任务四 便秘老年人和尿潴留老年人的照料

任务导入

老人十几天未排便腹胀如鼓 护理员用手帮其排便

住在某养老院的陈奶奶中风偏瘫已有半年多，由于长期卧床，运动量减少，肠胃蠕动变慢，陈奶奶一直有便秘的问题。有一次，陈奶奶已经十几天未排便，肚子鼓得很大，用药后也没有明显缓解。看到陈奶奶难受的样子，护理员小李决定用手帮她抠出粪便。

小李俯下身来，一边轻声跟陈奶奶聊天，一边用戴着手套的食指在肛门边缘轻轻按揉，使粪便易于排出。“陈奶奶，您不要紧张，我帮您掏出来就舒服了。”经过半个小时的努力，小李一点一点地把干结的大便从陈奶奶肛门里抠了出来。家属知道后特别感动，说：“这件事我们家属都很难做到，太感谢小李了。”

思考：

改善老年人便秘的方法有哪些？护理员小李用了什么方法？

一、便秘老年人的照料

便秘是指排便次数减少（每周少于三次）、排便不畅、粪便量少且坚硬的现象。老年人的便秘发病率较高，约有 1/3 的老年人患有不同程度的便秘，生活质量受到严重影响。

改善老年人便秘的方法有改变饮食结构（如多吃粗粮、多饮水等）、养成定时排便习惯、适当增加运动、口服泻药、开塞露通便法和人工取便法等。下面主要介绍开塞露通便法和人工取便法。

（一）开塞露通便法

护理员使用开塞露通便法帮助老年人排便的操作流程如下。

1. 服务前准备

（1）室内温湿度适宜。

（2）准备开塞露、卫生纸、一次性护理垫等。

（3）护理员衣着整洁，戴好口罩和手套，关闭门窗或拉开屏风遮挡。

2．与老年人沟通

提醒老年人准备使用开塞露，以取得老年人的配合。

3．摆放体位

（1）在床上适宜位置铺好一次性护理垫。

（2）为老年人（或由老年人自己）脱下裤子至大腿部，暴露臀部。

（3）协助老年人背向护理员取左侧卧位，臀部靠近床边且位于护理垫上。

4．肛注开塞露

（1）取下开塞露的盖子后，左手持卫生纸分开老年人的臀部，暴露肛门，右手轻捏开塞露球部，挤出少量药液，润滑开塞露细管部分和肛门。

（2）将开塞露细管部分插入肛门，并将药液全部挤入直肠内。

（3）右手扯去开塞露的外壳，左手持卫生纸按压肛门几分钟。

（4）叮嘱老年人保持体位 5～10 分钟，待老年人有明显便意时，及时协助老年人如厕。

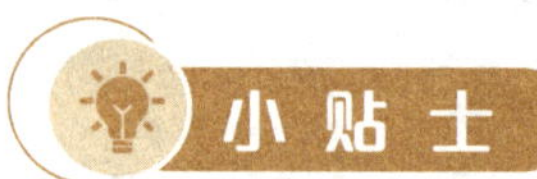

护理员使用开塞露通便法帮助老年人排便时，应注意以下事项：

（1）应确保产品在有效期内且密封性良好。

（2）应确保老年人的臀部位于护理垫上。

（3）禁止对过敏体质的老年人私自使用开塞露。

（4）若老年人患有痔疮，护理员应充分润滑后再操作，且操作过程中动作应轻柔。

（5）应叮嘱老年人尽可能使药液在体内多保留一段时间。

5．整理

（1）将开塞露外壳、卫生纸、一次性护理垫等垃圾放入垃圾桶内。

（2）洗净双手，整理床单位，并开窗通风。

（3）记录开塞露的使用时间和用量、老年人的排便次数和排便量。

（二）人工取便法

人工取便法是指用手指取出滞留在直肠内粪便的方法。老年人患顽固性便秘且使用各种通便方法仍无法排出粪便时，护理员可采用人工取便法为其解除便秘困扰。

护理员使用人工取便法帮助老年人通便的操作流程如下。

如何使用人工取便法

1．服务前准备

（1）室内温湿度适宜。

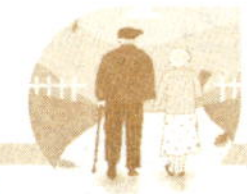

（2）准备一次性护理垫、便盆、一次性无菌医用手套、润滑液、卫生纸、盆、毛巾等。

（3）护理员衣着整洁，戴好口罩，关闭门窗或拉开屏风遮挡。

2．与老年人沟通

提醒老年人准备人工取便，以取得老年人的配合。

3．摆放体位

（1）在床上适宜位置铺好一次性护理垫。

（2）为老年人（或由老年人自己）脱下裤子至大腿部，暴露臀部。

（3）协助老年人背向护理员取左侧卧位，臀部靠近床边且位于一次性护理垫上。

（4）将便盆放在靠近臀部的一次性护理垫上。

4．人工取便

（1）戴好一次性无菌医用手套，在右手食指上涂抹润滑液。

（2）用左手分开老年人的臀部，暴露肛门；用右手食指轻轻按压肛门边缘，叮嘱老年人深呼吸，待肛门松弛后缓慢地将食指滑入直肠。

（3）由浅入深地将可触及的粪便沿着直肠内壁一侧轻轻掏出，放入便盆中。

（4）取便结束后脱去手套，用卫生纸擦净老年人的肛门。

（5）在盆中倒入适量温水，用毛巾擦洗肛门后，拧干毛巾热敷肛门处并轻轻按摩，以减轻肛门周围的疼痛感。

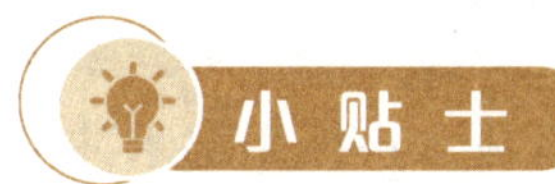

护理员为老年人人工取便时，应注意以下事项：

（1）操作前应修剪指甲，以免划伤肛门和直肠黏膜。

（2）操作前，应评估老人的健康状况，仔细询问和观察老人有无痔疮、肛裂等情况；操作时，动作应轻柔。

（3）不能使用任何器械取便。

（4）若粪块较大，可用手指将粪块捣碎后再慢慢掏出。

（5）操作过程中，应随时观察老年人的反应，如出现面色苍白、出冷汗等情况，应立即停止操作，必要时告知医护人员。

5．整理

（1）撤下用品，协助老年人（或由老年人自己）穿好裤子，并整理床单位。

（2）观察并记录老年人的粪便情况，如有异常及时向医护人员报告。

（3）倾倒、冲洗便盆后，对其进行消毒，晾干备用。

（4）洗净双手，开窗通风。

二、尿潴留老年人的照料

尿潴留是指尿液在膀胱内积聚而不能排出的现象。临床表现为下腹胀痛、排尿困难等。尿潴留可引发肾功能受损，甚至导致肾功能衰竭。

护理员诱导尿潴留老年人排尿的操作步骤如下。

（一）服务前准备

（1）室内温湿度适宜。

（2）准备热水袋、尿壶、盆等。

（3）护理员衣着整洁，戴好口罩，关闭门窗或拉开屏风遮挡。

（二）与老年人沟通

提醒老年人准备进行诱导排尿，以取得老年人的配合。

（三）诱导排尿

1. 自理、半自理老年人

（1）将热水袋（水温在 50℃以内）放在老年人的下腹部或用手按摩其下腹部，刺激膀胱肌肉收缩，促进排尿。

（2）当老年人有尿意时，协助老年人进入卫生间，尝试排尿。

（3）若老年人仍排尿困难，护理员可打开水龙头，让老年人听流水声或用温水冲洗老年人的会阴，诱导其排尿。

2. 卧床老年人

（1）护理员放下近侧护栏，并检查对侧护栏是否拉起且牢固。

（2）掀开被子，协助老年人脱下裤子，露出下腹部和会阴。

（3）用热水袋敷或用手按摩老年人的下腹部，当老年人有尿意时，用尿壶协助老年人排尿。若老年人仍排尿困难，可用盆盛适量温水后冲洗老年人的会阴或在旁边制造流水声，诱导其排尿。

（四）整理

（1）老年人排尿结束后，用卫生纸擦干其会阴，协助老年人穿好裤子，盖好被子，整理床单位。

（2）撤去尿壶、盆等并洗净，晾干后备用。

（3）洗净双手，开窗通风。

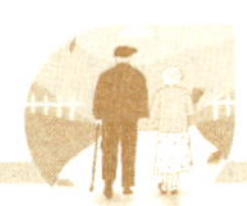

敬老爱老

大小便智能护理机器人解决护理难题

很多失能老人，特别是失禁老人，他们或由于无法像正常人一样生活，产生自卑、无能、罪恶等情绪而向他人大发脾气；或由于无法接受自己“失能”的事实，产生郁闷情绪而不愿与他人交流；或由于担心给照护者添麻烦，而刻意减少食量来控制排便次数，令人心疼……

在“智慧养老”的大势所趋下，一种针对失能老人的大小便智能护理机器人（图 6-10）应运而生。从外观上看，大小便智能护理机器人是由一个和小型行李箱差不多大小的主机和一根“吸管”构成。该机器人可以自动识别大小便并启动相应的工作程序，将排泄物自动抽走并除臭，然后进行温水冲洗、暖风烘干、消毒杀菌，解决了日常护理中气味大、难清洁、易感染等痛点，不仅能减轻失能老人的痛苦，降低护理人员的工作强度，同时还维护了失能老人的尊严，是传统护理模式的重大创新。

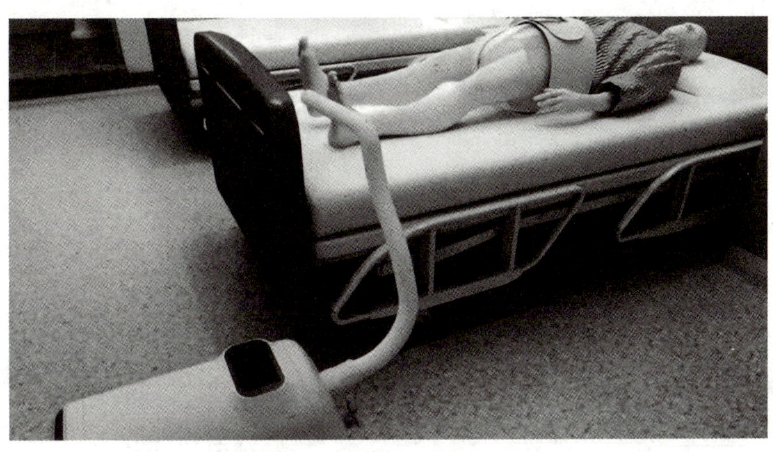

图 6-10　大小便智能护理机器人

（资料来源：网易网，有改动）

任务实施

照料便秘的孙奶奶

【背景材料】

孙奶奶今年 88 岁，长期卧床，患有顽固性便秘。

【实施流程】

（1）学生自由分组，每组两人。

（2）小组成员一人扮演孙奶奶，一人扮演护理员，进行情景演练，演练内容为：使用开塞露通便法帮助孙奶奶排便。

（3）以小组为单位，在课上进行演练，主讲教师点评，并填写表 6-4 中列举的任务实施评价。

表 6-4　任务实施评价

评分要点	具体要求	总分	得分
情景设计	① 情景设计合理； ② 合理选用道具	10	
基本礼仪	① 衣着整洁，精神饱满； ② 谈吐文雅，举止得体	15	
职业道德	① 爱岗敬业，把为老年人提供优质服务作为第一要务； ② 敬老爱老，在操作过程中充分尊重老年人	15	
专业技能	① 操作规范，遵守操作流程； ② 思路清晰，动作熟练、连贯； ③ 在操作过程中注意保持良好的卫生习惯； ④ 在操作过程中具备安全意识，圆满完成任务	50	
应急处理	对任务实施过程中出现的意外情况能迅速进行分析并妥善处理	10	

项目自评

1. 填空题

（1）__________是指人体把新陈代谢产生的废物排出体外的过程。

（2）健康成年人 24 小时的尿量为__________毫升，平均约为__________毫升。

（3）目前市面上常见的尿垫有一次性尿垫和__________两种类型。

（4）便秘是指排便次数减少（每周少于三次）、__________、粪便量少且坚硬的现象。

（5）__________是指尿液在膀胱内积聚而不能排出的现象。

2. 选择题

（1）人体两种主要的排泄途径是（　　）。

A．皮肤排泄、呼吸道排泄　　B．呼吸道排泄、消化道排泄

C．消化道排泄、泌尿道排泄　　D．皮肤排泄、泌尿道排泄

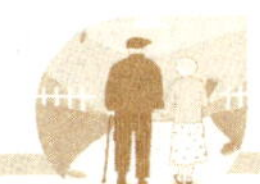

（2）当尿液呈乳白色时，说明老年人可能患有（　　）。

A．丝虫病　　B．肝细胞性黄疸

C．泌尿系统炎症　　D．肿瘤

（3）老年人患有胆道完全梗阻时，其粪便呈（　　）。

A．暗红色　　B．绿色

C．灰白色　　D．陶土色

（4）若老年人膝关节活动不方便，护理员可为其选择安装有（　　）的坐便器。

A．坐便圈　　B．增高器

C．背托　　D．阶梯式坐便凳

（5）一次性尿垫（　　），不宜长期使用。

A．吸水性较差　　B．透气性较差

C．对皮肤刺激大　　D．使用不方便

3．简答题

（1）简述老年人的排泄特点。

（2）简述影响老年人排泄的因素。

（3）简述评估老年人是否需要排泄照料的方法。

学习成果评价

请开展学习成果评价，并将评价结果填入表 6-5 中。

表 6-5　学习成果评价

班级		组号		日期	
姓名		学号		主讲教师	
项目名称	老年人排泄照料				
评价项目	评价内容			满分	评分
理论知识（20%）	老年人的排泄特点			4	
	影响老年人排泄的因素			4	
	评估老年人是否需要排泄照料			4	
	老年人排泄物的观察要点			4	
	尿垫、纸尿裤的基础知识			4	
实践技能（60%）	能够观察、记录老年人排泄异常情况			5	
	能够为老年人采集二便常规标本			6	
	能够为老年人营造安全的如厕环境			5	

续表

评价项目	评价内容	满分	评分
实践技能（60%）	能够协助老年人自主如厕	5	
	能够协助老年人使用移动式坐便器	5	
	能够协助卧床老年人如厕	6	
	能够为老年人更换尿垫	6	
	能够为老年人更换纸尿裤	6	
	能够使用开塞露通便法帮助老年人通便	6	
	能够使用人工取便法帮助老年人通便	5	
	能够照料尿潴留的老年人	5	
综合素养（20%）	积极参加教学活动，主动学习、思考、讨论	5	
	具备良好的学习态度	5	
	传承中华传统美德，树立尊老、爱老、敬老、孝老和助老理念	5	
	增强对养老护理行业的信心，自觉投身养老护理行业，努力成长为有理想、有责任、有担当的“青春养老人”	5	
合计		100	
自我评价			
教师评价			

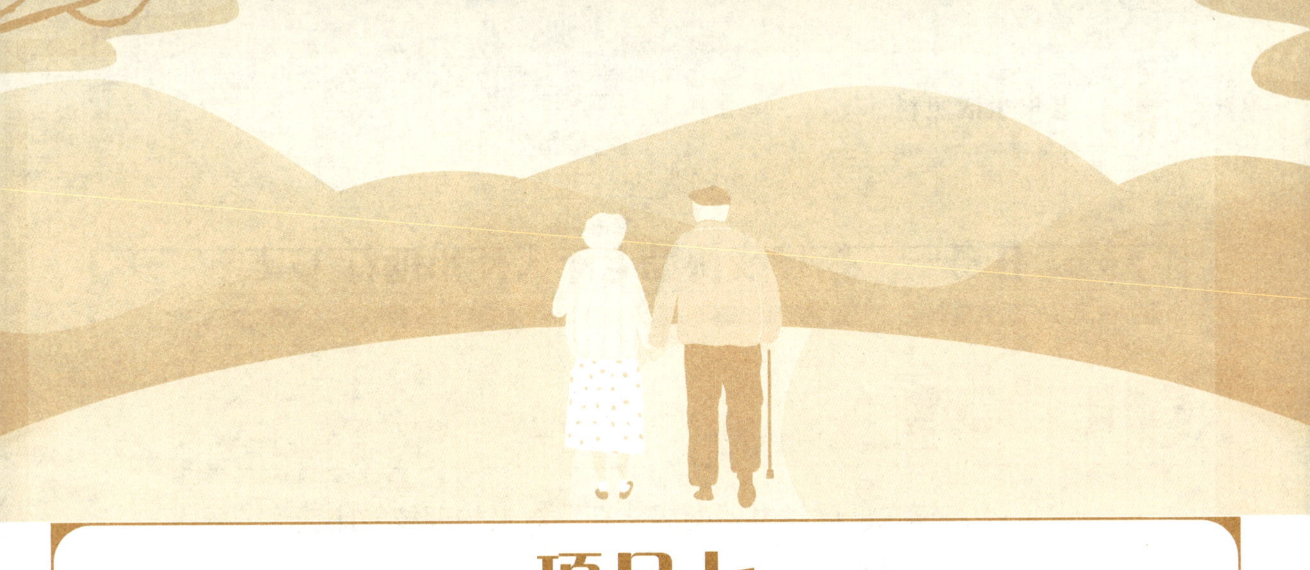

项目七
老年人安全出行照料

项目引言

出行是老年人得以维持日常生活的基本保障，也是老年人享受生活的必要条件。随着年龄的增长，老年人的身体机能逐渐衰退，感官系统、神经系统、运动系统等出现不同程度的老化，导致老年人出行存在很多安全隐患。因此，护理员应学习老年人安全出行照料的相关知识，保障老年人安全出行。

知识目标

- 掌握指导或协助老年人使用手杖、腋拐、框架式助行器和轮椅等助行工具出行的操作流程和注意事项。
- 了解老年人走失的原因。
- 掌握老年人走失的预防措施和走失后的处理方法。
- 了解老年人跌倒的危害和导致老年人跌倒的因素。
- 掌握老年人跌倒的预防措施和跌倒后的处理方法。

素质目标

- 培养助老意识，增强职业价值感。
- 学习“老年人智能防摔马甲推出升级版”案例，树立用科技为老年人健康护航的意识。

任务一 指导或协助老年人使用助行工具

任务导入

上海浦东新区举办“南码头杯”养老护理技能比武

2021 年 7 月 29 日，上海浦东新区“南码头杯”养老护理技能比武圆满落下帷幕。

本次技能比武全面对标市级养老护理技能操作要求，囊括了中级、高级养老护理专业内容，从多方面考查了选手们的技能水平，拓展了养老服务行业高素质人才的成长路径，也给有志于长期从事养老服务工作的护理员们吃了一颗“强心丸”。

赛场上，护理员确定环境明亮，确认地面平整、无积水，检查手杖是否完好并调节高度，并和老人进行简单沟通后，帮助老人穿好防滑鞋。行走时，护理员站在老人身体较弱的一侧，托住老人上臂。上楼梯时，护理员紧随老人身后，指导老人先推出手杖，后抬起患侧脚，在台阶上站稳；再抬起健侧脚，使之与患侧脚平行……

这是本次养老护理技能比武的项目之一——指导老人使用手杖。上下 10 级台阶后，护理员搀扶老人坐到椅子上，整个过程才算完成。看似简单的动作，却是一个个需要规范的“标准手势”，体现了养老护理工作的专业化程度。

（资料来源：中工网，作者钱培坚，有改动）

思考：

（1）老年人常用的助行工具有哪些？

（2）如何指导老年人使用手杖在平地行走？

一、指导老年人使用手杖行走

手杖是指有一个或几个支脚、一个手柄，没有前臂支撑的辅助老年人行走的工具。常见的手杖类型有单脚手杖、三角或多脚手杖、带座手杖等，如图 7-1 所示。一般来说，手杖适合轻度下肢运动障碍，仅需轻微辅助即可正常行走的老年人使用。

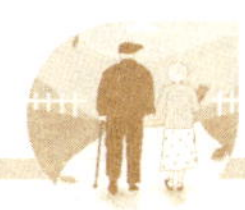

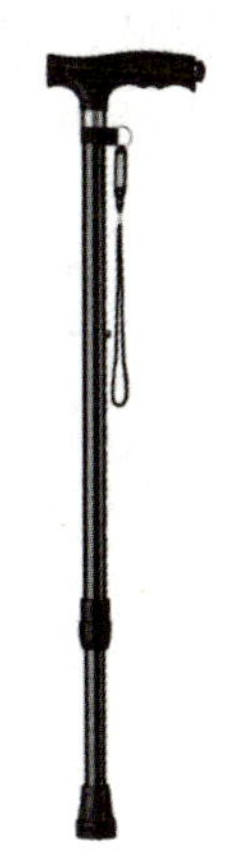
（a）单脚手杖

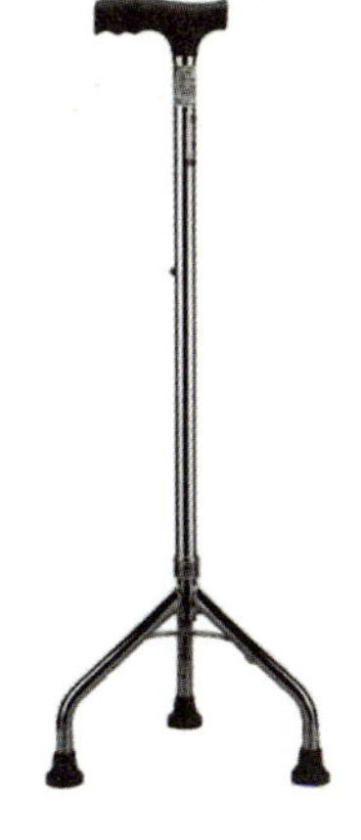
（b）三角手杖

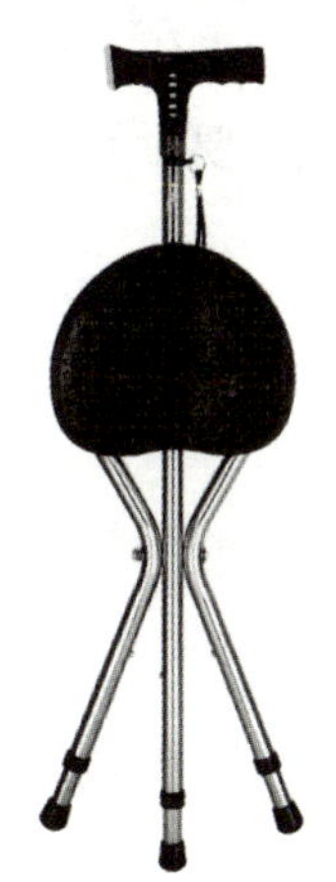
（c）带座手杖

图 7-1 常见的手杖

（一）指导老年人使用手杖行走的操作流程

当老年人出现步态不稳的情况时，护理员应为老年人选择合适的手杖，并指导其正确使用手杖出行。护理员指导老年人使用手杖行走的操作流程如下：

（1）协助老年人坐好。

（2）为老年人穿好防滑平底鞋。

（3）根据老年人的身高调整手杖的高度，将手杖递给老年人，叮嘱其用健侧上肢持握。

（4）站在老年人的患侧，一只手从后方将手伸入老年人的腋窝下，用虎口托住老年人的胳膊，另一只手扶住老年人的另一条胳膊，协助老年人站立。

（5）叮嘱老年人双脚并拢，将重心移到健侧脚上，将手杖向前伸约一步距离，迈出患侧脚，放平后，将健侧脚前移，两脚并拢。

（二）指导老年人使用手杖行走的注意事项

护理员在指导老年人使用手杖时，应注意以下事项：

（1）随时询问老年人有无不适感，必要时应协助老年人坐下休息。

（2）叮嘱老年人无论向哪一个方向移动，都应先移动手杖，调整好重心后再移脚。

（3）如果老年人上肢留有中长导管，应尽量避免在同侧使用手杖。

（4）根据老年人的身体情况，逐渐增加行走时间和距离。

（5）若道路不平整，应建议老年人不使用手杖。

二、指导老年人使用腋拐行走

腋拐是利用人体的腋下部位和手共同支撑的杖类助行工具。常见的腋拐有普通腋拐和单杆腋拐，如图 7-2 所示。腋拐的稳定性较手杖好，适合下肢肌肉无力、关节变形或骨折但是上肢完好的老年人使用。腋拐对老年人的上肢力量要求较高，因此，老年人使用腋拐前，护理员一定要对其身体状况进行评估。

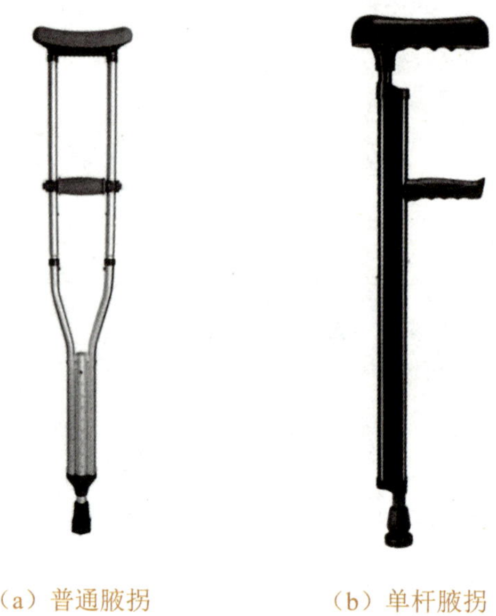

（a）普通腋拐　　（b）单杆腋拐

图 7-2　常见的腋拐

（一）指导老年人使用腋拐行走的操作流程

腋拐既可以单侧使用，也可以双侧使用。下面以双侧使用为例，介绍护理员指导老年人使用腋拐行走的操作流程。

1．行走前准备

（1）协助老年人坐好，为老年人穿好防滑平底鞋。

（2）根据老年人的身高将腋拐调整至合适的高度。

（3）协助老年人站立，将腋拐放于老年人的两腋。

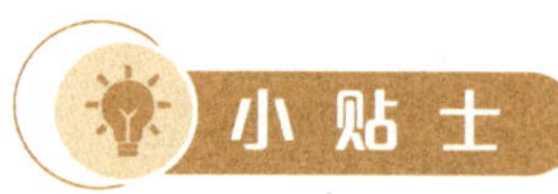

护理员放置腋拐时，应将腋拐置于老年人两侧小脚趾前外侧 12～20 厘米处。

2．选择合适的步行方法

放置好腋拐后，护理员还需要指导老年人选择合适的步行方法。使用腋拐行走时的步行方法主要有四点步行法、三点步行法和两点步行法等。

（1）四点步行法：① 出健侧拐；② 前移重心，迈患侧腿；③ 出患侧拐；④ 前移重心，迈健侧腿。

（2）三点步行法：① 出双拐；② 迈患侧脚；③ 迈健侧脚。

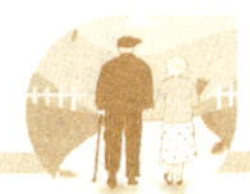

（3）两点步行法：① 将右侧腋拐与左脚同时向前方移动；② 将左侧腋拐与右脚向前方移动。

四点步行法与两点步行法适用于双脚可支撑身体部分重量的老年人，但两点步行法比四点步行法的行走速度快；三点步行法适用于患侧脚完全不能支撑身体重量，但健侧脚可完全支撑全身重量的老年人。

（二）指导老年人使用腋拐行走的注意事项

护理员在指导老年人使用腋拐行走时，应注意以下事项：

（1）老年人初次使用腋拐时，应为其寻找合适的支撑角度，以免擦伤皮肤。

（2）应依据老年人下肢损伤的形式和程度、老年人手臂的力量、老年人身体的平衡能力等为其选择合适的步行方法。

（3）在老年人没有熟练使用腋拐之前，护理员应在老年人患侧伴行，以免其跌倒摔伤。

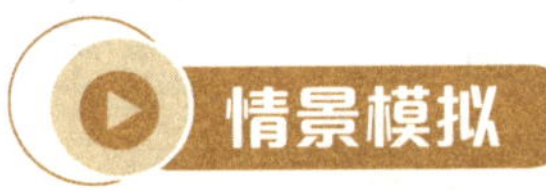

徐爷爷今年 71 岁，身体硬朗。他于三个月前摔了一跤，导致左侧小腿胫骨骨折。卧床休息三个月后，医生建议徐爷爷使用腋拐进行简单的步行训练。

学生两两分组，一人扮演徐爷爷，一人扮演护理员，模拟护理员指导徐爷爷使用腋拐步行的操作流程。

三、协助老年人使用框架式助行器行走

（一）框架式助行器的分类

框架式助行器具有重量轻、支撑面积大、稳定性好、使用方便等优点，适用于下肢肌力弱、行走时稳定性差但具有良好判断能力和较好视力的老年人。

框架式助行器主要有以下三种类型。

1. 固定式助行器

固定式助行器（图 7-3）具有移动性好、稳定性强、移动速度慢等特点，适用于下肢肌力弱、平衡感较差，但是上肢力量较强的老年人。老年人使用固定式助行器时，必须抬起框架向前放，然后移动身体。

2. 四轮助行器

四轮助行器（图 7-4）适用于下肢肌力弱，手、腕力量弱的老年人。老年人使用四轮助行器时，可将肘部支托在台上，以承担部分体重，并保持身体平衡。四轮助行器使用方便，但若用力方向不对，容易导致老年人摔倒。

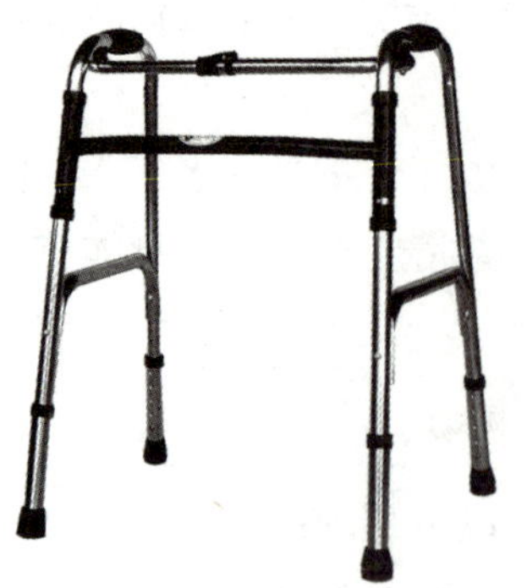

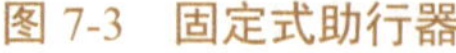

图 7-3 固定式助行器

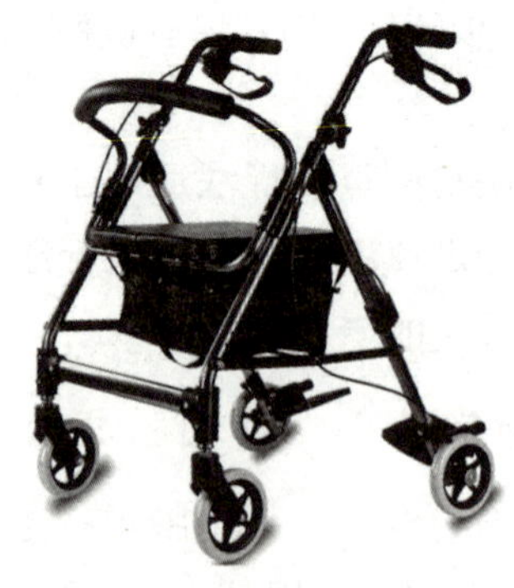

图 7-4 四轮助行器

3．两轮助行器

两轮助行器（图 7-5）结合了固定式助行器和四轮助行器的优点，既有稳定性，也方便推移。两轮助行器适用于平衡感较差且上肢肌力弱的老年人。老年人使用时，先用带轮子的部分将助行器前移，然后固定住助行器，再移动身体。

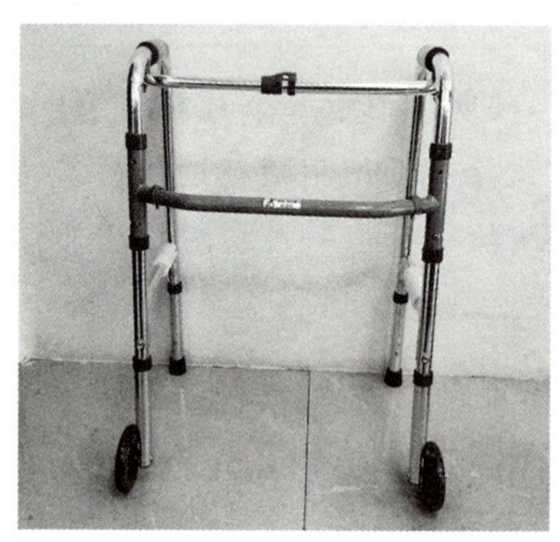

图 7-5 两轮助行器

（二）协助老年人使用框架式助行器行走的操作流程和注意事项

下面以固定式助行器为例，介绍护理员协助老年人使用框架式助行器行走的操作流程和注意事项。

1．协助老年人使用固定式助行器行走的操作流程

如何协助老年人使用助行器行走

护理员协助老年人使用固定式助行器行走的操作流程如下：

（1）协助老年人坐好并移动至床旁。

（2）为老年人穿好防滑平底鞋。

（3）根据老年人的身高将固定式助行器调整至合适的高度。

（4）将固定式助行器放在老年人的正前方。

（5）协助老年人站在固定式助行器内的中心位置，并叮嘱老年人放松双肩、双手紧

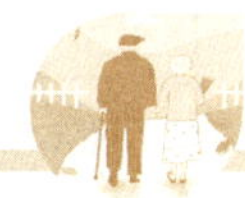

握左右两侧的扶手。

（6）指导老年人双手握紧扶手，将固定式助行器提起并向前移动约一步距离，再将其放置平稳。

（7）叮嘱老年人双手握紧扶手，重心前移，向前迈出患侧脚，站稳后再将健侧脚向前移动，使之与患侧脚平行。

（8）重复此步骤，协助老年人向前行走。

2. 协助老年人使用固定式助行器行走的注意事项

护理员在协助老年人使用固定式助行器行走时，应注意以下事项：

（1）固定式助行器的高度以老年人双手紧握扶手时，小臂与大臂之间的角度为15°～30°为宜。

（2）提醒老年人在迈动双脚时，保持固定式助行器不动。

（3）提醒老年人向前跨步时，步幅不宜过大，以免重心不稳而跌倒。

（4）提醒老年人在坐下和起身时不要依靠在固定式助行器上，以免跌倒。

（5）在老年人没有熟练使用固定式助行器之前，护理员应在老年人患侧伴行，以免其跌倒。

（6）每日定量锻炼，循序渐进地增加活动量，以免老年人疲劳。

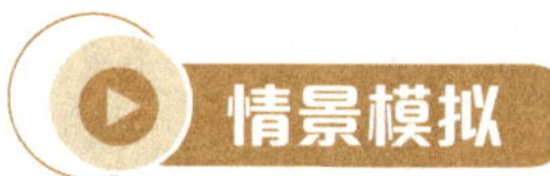

经过一段时间的治疗和训练，徐爷爷恢复良好，已经可以使用固定式助行器出行了。

学生两两分组，一人扮演徐爷爷，一人扮演护理员，模拟护理员协助徐爷爷使用固定式助行器出行的操作流程。

四、协助老年人使用轮椅出行

（一）轮椅的结构

老年人可以借助轮椅进行身体锻炼，参与社会活动，从而扩大活动范围，增强对生活的信心。

轮椅（图7-6）主要由轮椅架、车轮、制动装置、座椅系统等组成。轮椅架多为薄壁钢管，表面镀铬、烤漆或喷塑；车轮包括一对大轮和一对小轮，大轮上还装有手轮，使用者可用双手驱动手轮，使轮椅前进、后退或转向；轮椅的制动装置为手刹，同时起驻车作用；座椅系统由椅面、靠背、脚踏板等组成。

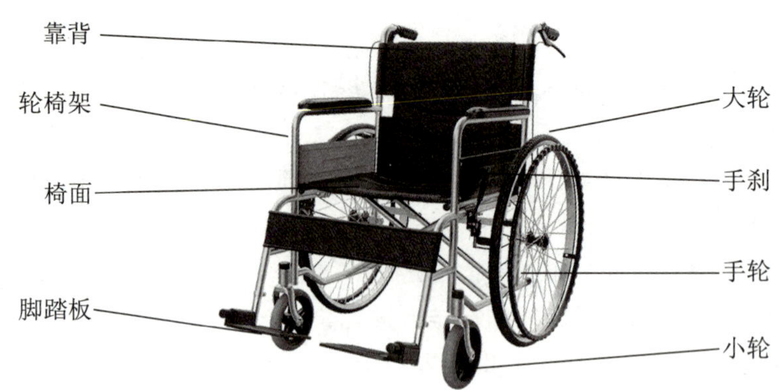

图 7-6　轮椅

（二）协助老年人使用轮椅出行的操作流程

护理员协助老年人使用轮椅出行的操作流程如下：

（1）协助老年人坐好并移动至床旁，为老年人穿好鞋袜。

（2）将轮椅推至床旁，拉紧手刹，固定轮椅。

（3）协助老年人站立，并平稳地坐到轮椅上，叮嘱老年人尽量向后靠，系好安全带。

（4）放下脚踏板，协助老年人将双脚放在脚踏板上。

（5）松开手刹，推动轮椅前行。

（三）协助老年人使用轮椅出行的注意事项

护理员使用轮椅协助老年人出行时，应注意以下事项：

（1）推老年人外出时，应随时观察并询问老年人的身体状况，如有不适，应立即停下休息。

（2）推动轮椅时，应尽量使老年人的身体靠近自己，这样既稳定，又省力。

（3）推轮椅时，要平稳移动，避免突然加速、减速或改变方向，避免大的震荡，以免老年人发生意外。

（4）应随时与老年人沟通，事先告知老年人前进方向、注意事项等。

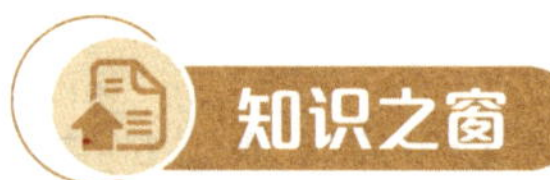

特殊情况下轮椅的使用方法

一、使用轮椅上下台阶

（1）上台阶时，护理员应叮嘱老年人抓紧扶手，脚踩轮椅后侧的杠杆，抬起小轮，使小轮平稳地移上台阶后，再以小轮为支点，双手提起握把，带起大轮，使大轮平稳地移上台阶。

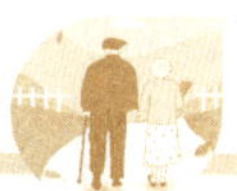

（2）下台阶宜采用倒退的方法，护理员应叮嘱老年人抓紧扶手，提起握把，缓慢将大轮移到台阶下，再以大轮为支点，稍微翘起小轮，轻轻地将小轮移到台阶下。

二、使用轮椅进电梯

护理员应背向电梯门，拉动轮椅进入电梯，进入电梯后，应及时将手刹拉紧。

（资料来源：《老年人生活照料实用技能》）

任务实施

协助赵爷爷出行

【背景材料】

赵爷爷今年 85 岁，是一名退休的大学教授。他患有严重的腰椎间盘突出症，行走困难，半年前坐轮椅入住养老院。一周后是赵爷爷所在大学的 100 周年校庆，学校邀请赵爷爷作为嘉宾上台演讲。赵爷爷不愿坐轮椅上台，坚持走上台演讲。

【实施流程】

（1）学生自由分组，每组两人。

（2）小组成员一人扮演赵爷爷，一人扮演护理员，进行情景演练。演练内容包括：指导赵爷爷使用手杖行走，协助赵爷爷使用轮椅出行。

（3）以小组为单位，在课上进行演练，主讲教师点评，并填写表 7-1 中列举的任务实施评价。

表 7-1　任务实施评价

评分要点	具体要求	总分	得分
情景设计	① 情景设计合理； ② 合理选用道具	10	
基本礼仪	① 衣着整洁，精神饱满； ② 谈吐文雅，举止得体	15	
职业道德	① 爱岗敬业，把为老年人提供优质服务作为第一要务； ② 敬老爱老，在操作过程中充分尊重老年人	15	
专业技能	① 操作规范，遵守操作流程； ② 思路清晰，动作熟练、连贯； ③ 在操作过程中具备安全意识，圆满完成任务	50	
应急处理	对任务实施过程中出现的意外情况能迅速进行分析并妥善处理	10	

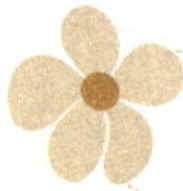

任务二　老年人走失的预防和处理

任务导入

中国平均每天有1370位老年人走失

中民社会救助研究院和今日头条寻人公益项目联合发布的《中国老年人走失状况白皮书》（以下简称白皮书）显示，全国一年约有50万老年人走失，平均每天约为1370人。走失老年人的平均年龄为75.89岁，其中男性占比42%，女性占比58%。

失智是老年人走失的主要原因。白皮书数据显示，72%的走失老年人出现了记忆力障碍情况，其中，经过医院确诊的阿尔茨海默病患者占到总人数的25%。此外，人口流动带来的疏于照顾和老年人贫困，也大大增加了走失风险。白皮书显示，中国老年人走失的重灾区是大量人口流出的地区，主要集中在中小城市和西部农村，同老年人留守问题相伴相生。

（资料来源：新华网，作者李海韵、陈淑君，有改动）

思考：

（1）老年人走失的原因有哪些？

（2）护理员可以采取哪些方法来预防老年人走失？

一、老年人走失的原因分析

对于养老机构来说，走失是指老年人入住后，未经护理员或医护人员同意，因各种原因发生的出走、失踪事件。一般来说，老年人走失的原因有以下几种：

（1）生理老化。随着年龄的增加，老年人的感官功能逐渐衰退、认知能力下降、记忆力减退，使得老年人常因找不到正确路线而走失。

（2）疾病影响。老年人颅脑损伤或患有阿尔茨海默病等，都会使得老年人的记忆出现问题，从而走失。老年人服用某些药物也可能导致其对时间、地点、人物及自身状态的认知能力出现障碍而走失。此外，一些老年人对于自身疾病缺乏正确的认知，为了不拖累家人而选择出走。还有一些老年人因不堪遭受慢性疾病的长期折磨而出走。

（3）环境改变。老年人离开熟悉的生活环境，一时无法适应，且养老机构楼层密集，各个房间布置相似，楼梯、电梯及各种通道繁多，使得老年人容易出现出了门就不认识路的情况。

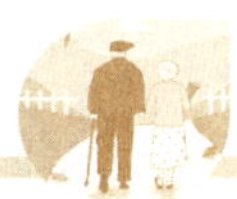

二、老年人走失的预防措施

如何预防老年人走失

为了预防老年人走失，在老年人入住养老机构时，护理员应对其认知功能状况和心理状态进行评估，了解其是否存在走失的可能性。此外，还应了解老年人服用的药物种类，评估老年人是否存在暂时性认知障碍。

在进行评估的基础上，护理员在日常生活照料中也应做好预防措施。具体来说，预防老年人走失的措施主要包括：

（1）带新入住的老年人反复熟悉周围环境，强化记忆。

（2）经过老年人的同意后，在其房间门口做一些容易识别的标记，便于老年人辨认。

（3）加强对阿尔茨海默病患者的巡视，并通过安装护栏、警报器和监控设备等，确保其安全。

（4）为易走失的老年人佩戴写有老年人基本信息（如老年人姓名、居住地，家属的联系方式等）的物品，如身份卡片（图 7-7）、定制挂饰品（图 7-8）等。

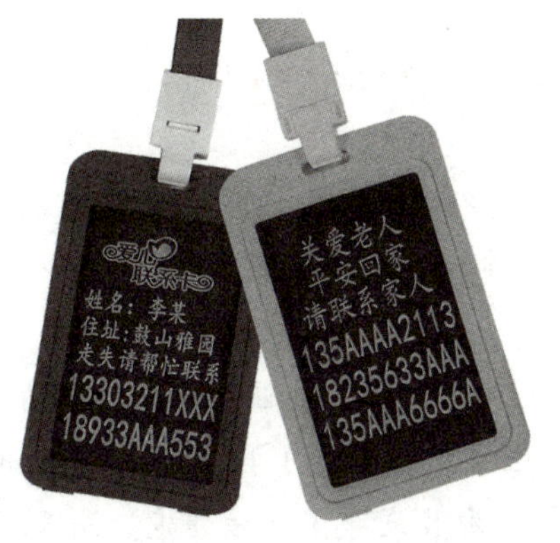

图 7-7　身份卡片

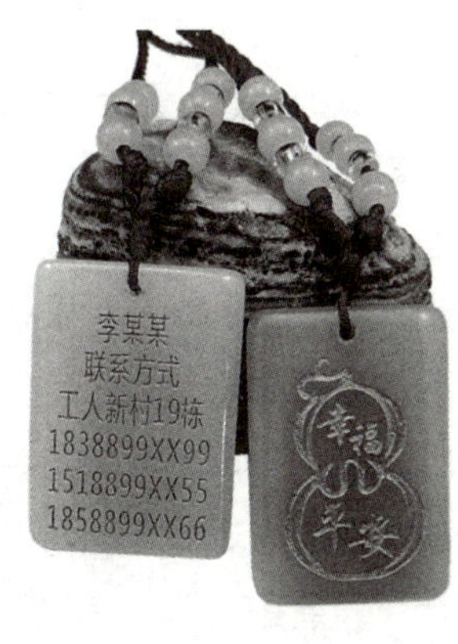

图 7-8　定制挂饰品

（5）生活自理的老年人外出需请假，登记后，方可外出；禁止患有阿尔茨海默病的老年人私自外出。护理员应为独自出门的老年人备好手机（手机电量和话费充足）、零钱等，并佩戴身份卡片，随时与老年人保持联系。若护理员陪伴老年人出行，出门之前应叮嘱老年人不要离开自己的视线；出行途中乘坐公共交通工具时，要和老年人坐在一起；老年人上厕所时尽量跟随，或在外面等候。

（6）护理员应指导老年人正确认识疾病和身体老化的现象，树立战胜疾病的信心；耐心倾听老年人的消极想法并予以正面的引导和安慰，减轻老年人的思想负担。

三、老年人走失后的处理方法

护理员发现老年人走失后，应按照以下方法进行处理：

（1）发现老年人走失后，护理员首先应检查老年人的个人物品，若其携带了手机，则可直接拨打其电话，寻找老年人。

（2）若无法取得联系，护理员应先在养老机构内寻找，寻找无果后，及时询问老年人家属是否接走老年人，请求家属帮忙寻找，并及时上报领导。

（3）了解老年人走失前的表现，分析老年人走失的原因，搜寻老年人走失的相关线索，并分头寻找。

（4）详细记录老年人走失的经过和寻找的过程。

（5）寻求街道、派出所或媒体的帮助。

敬老爱老

用科技助团圆

今日头条自 2016 年 2 月启动全国性公益项目“头条寻人”后，已帮助 6600 余位走失老年人回家。

2021 年 5 月，在云南打工的六旬老人何某不幸遭遇车祸，幸好及时就医并顺利出院。6 月，儿子将他带回桂林老家休养。由于在打工地点选择上与儿子产生分歧，8 月 27 日，何某离家出走了。

9 月 7 日，桂林救助站救助了何某。被发现时，他衣着脏乱、口齿不清，头部有凹陷，疑患严重疾病，被送往桂林市第二人民医院救治。9 月 16 日，桂林救助站将何某的信息告知了“头条寻人”。“头条寻人”立即为其发布了寻亲信息，并联系合作民警进行信息比对，成功找到了其家人。

在走失老年人中，患有阿尔茨海默病的老年人是一个特殊且人数众多的群体。6 月 28 日，安徽六安的 68 岁老人徐某一早去菜市场买菜后，一直没有回家。儿子小徐发现后非常着急，自行寻找、报警、发朋友圈，能想到的方法都尝试了一遍，还是没有找到。

6 月 29 日下午，小徐联系了“头条寻人”。“头条寻人”立即将寻人资讯以弹窗的形式推送给六安市的部分今日头条平台用户。下午 5 点多，一位好心人看到推送信息后，立即联系了小徐，小徐马上开车将父亲接回了家。原来，徐某于 2020 年中风后，患上了阿尔茨海默病。这次走失后，由于忘带手机，无法和家人取得联系，老人两天足足走了 20 多千米，直到遇上热心网友，才和家人取得联系。

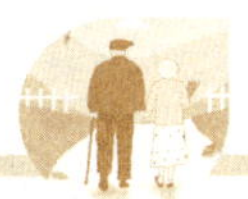

公开信息显示，“头条寻人”的核心是基于地理位置精准弹窗技术进行寻人资讯分发，用科技手段帮助越来越多走失的老年人找到家。

（资料来源：中国青年网，有改动）

任务实施

寻找何奶奶

【背景材料】

何奶奶今年 83 岁，一周前入住养老院。她患有轻微的抑郁症，一直在吃药控制。护理员小钱发现，这几天何奶奶白天总是坐在床上叹气，询问后得知何奶奶因不适应新环境，晚上睡不着，白天心情有点低落，且想到自己今后一直要居住在养老院就忍不住伤心。小钱本打算结束今天的工作后找何奶奶聊一聊，帮助何奶奶适应养老院的生活。谁知中午时分，就发现何奶奶走失了。

【实施流程】

（1）学生自由分组，每组两人。

（2）小组成员一人扮演何奶奶，一人扮演护理员小钱，进行情景演练。演练内容包括：何奶奶走失的原因分析，何奶奶走失处理。

（3）以小组为单位，在课上进行演练，主讲教师点评，并填写表 7-2 中列举的任务实施评价。

表 7-2　任务实施评价

评分要点	具体要求	总分	得分
情景设计	① 情景设计合理； ② 合理选用道具	10	
基本礼仪	① 衣着整洁，精神饱满； ② 谈吐文雅，举止得体	15	
职业道德	① 爱岗敬业，把为老年人提供优质服务作为第一要务； ② 敬老爱老，在操作过程中充分尊重老年人	15	
专业技能	① 原因分析准确、全面； ② 思路清晰，处理方法恰当； ③ 在操作过程中具备安全意识，圆满完成任务	50	
应急处理	对任务实施过程中出现的意外情况能迅速进行分析并妥善处理	10	

任务三　老年人跌倒的预防和处理

任务导入

跌倒已成为老年人伤害致死的“头号杀手”

有调查显示，65 岁及以上的老年人群因伤害导致死亡的头号因素就是跌倒，且跌倒发生率随着年龄增长迅速升高。具体来说，65 岁及以上的老年人群跌倒的年发生率约为 30%，而 80 岁及以上的老年人群中，约有一半左右的老年人会发生跌倒。

跌倒对老年人有什么危害，为何老年人谈跌倒色变？

首先，跌倒是老年人受伤的最主要原因，很多老年人本身患有骨质疏松症，跌倒容易导致其骨折，尤其易发生髋部骨折。髋部骨折对于老年人来说非常危险，不仅会引起约一半的老年人丧失生活自理能力，更会导致 12%～37%的老年人在一年内死亡。除此之外，跌倒还会引起老年人严重的颅脑损伤及软组织挫伤。跌倒具有极高的年发生率、致残率和死亡率，给老年人带来的危害显而易见。

其次，跌倒会给老年人带来严重的心理问题，最常见的是跌倒恐惧。跌倒恐惧导致老年人久坐增加、外出减少、社交受限，同时伴有机体功能退化、肌肉萎缩和平衡不良，进而导致废用综合征。这是一个恶性循环的开始，可能比跌倒本身的伤害更加深远。

（资料来源：新华网，作者马翠红、陈蕾，有改动）

思考：

（1）跌倒对老年人有哪些危害？

（2）预防老年人跌倒的措施有哪些？

一、老年人跌倒的危害

跌倒是我国 65 岁及以上老年人受伤害死亡的首位原因。跌倒大多发生在老年人站立或行走时，常常会导致老年人骨折、软组织损伤、脏器损伤等，严重的甚至会导致老年人残疾或死亡。随着年龄的增加，老年人的跌倒死亡率急剧上升。

此外，跌倒还会导致老年人惧怕站立、行走，自我限制活动，生活不能自理，严重影响着老年人的身心健康和生活质量。

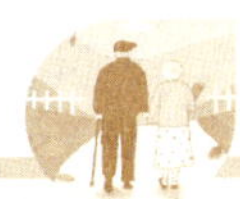

二、导致老年人跌倒的因素

老年人跌倒多为内在因素和外在因素相互作用的结果，了解导致老年人跌倒的因素，在其出现时可以及时进行干预，减少老年人跌倒事故的发生。

（一）内在因素

导致老年人跌倒的内在因素主要包括生理因素、疾病和药物因素、心理因素。

1. 生理因素

（1）步态和平衡功能

步态稳定性下降和平衡功能受损是引发老年人跌倒的主要原因。一方面，骨骼肌肉系统功能退化会影响老年人的活动能力，使老年人迈步时脚抬不高，步态不稳，从而增加了跌倒的风险；另一方面，老年人中枢控制能力下降，躯干摇摆幅度较大，平衡能力、协同运动能力下降，从而导致跌倒风险增加。

（2）感觉系统

随着年龄的增长，老年人的视力急剧下降，使得老年人容易因看不清某些障碍物而被绊倒；老年人听力下降，使得老年人很难听到有关跌倒危险因素的警告声音，从而增加跌倒的风险。

2. 疾病和药物因素

疾病是导致老年人跌倒不可忽视的因素之一。神经系统疾病、心脑血管疾病、眼部疾病、足部疾病等都会影响机体的平衡功能，导致老年人步态紊乱，发生跌倒。此外，老年人因病服用的一些药物（如抗抑郁药、降糖药等）可能会影响其精神状态、视觉、平衡功能等，从而引起跌倒。

3. 心理因素

沮丧、焦虑等消极情绪容易削弱老年人的注意力，导致老年人对环境危险因素的感知和反应能力下降。

知识之窗

老年人跌倒风险评估表

根据国家公布的《老年人跌倒干预技术指南》，护理员可使用表 7-3 对老年人的跌倒风险进行评估。

表 7-3 老年人跌倒风险评估

运动	权重	得分	睡眠状况	权重	得分
步态异常/假肢	3		多醒	1	
行走需要辅助设施	3		失眠	1	
行走需要旁人帮助	3		夜游症	1	
跌倒史	权重	得分	用药史	权重	得分
有跌倒史	2		新药	1	
因跌倒住院	3		心血管药物	1	
精神不稳定状态	权重	得分	降压药	1	
谵妄	3		镇静、催眠药	1	
痴呆	3		戒断治疗	1	
兴奋/行为异常	2		糖尿病用药	1	
意识恍惚	3		抗癫痫药	1	
自控能力	权重	得分	麻醉药	1	
大便/小便失禁	1		其他	1	
大便/小便频率增加	1		相关病史	权重	得分
保留导尿	1		精神科疾病	1	
感觉障碍	权重	得分	骨质疏松症	1	
视觉受损	1		骨折史	1	
听觉受损	1		低血压	1	
感觉性失语	1		药物/乙醇戒断	1	
其他情况	1		缺氧症	1	
			年龄 80 岁及以上	3	

结果评定：

得分为 1～2 分的老年人，跌倒风险等级为低；得分为 3～9 分的老年人，跌倒风险等级为中；得分为 10 分及以上的老年人，跌倒风险等级为高。

（资料来源：《老年人跌倒干预技术指南》，有改动）

（二）外在因素

昏暗的灯光，湿滑、不平坦的地面，障碍物，不合适的家具高度和摆放位置，楼梯台阶，卫生间内没有扶手等，都容易导致老年人跌倒。此外，室外台阶和人行道破损、雨雪天气、拥挤等，也容易导致老年人跌倒。

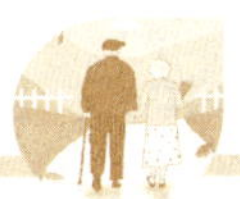

三、老年人跌倒的预防措施

积极开展预防老年人跌倒的干预活动，有助于降低老年人跌倒的发生率，减轻老年人跌倒所致伤害的严重程度。护理员应协助新入住的老年人完成老年人平衡能力测试表和老年人跌倒风险评估表，判断老年人的平衡能力和跌倒风险，并将评估结果告知老年人。此外，护理员还应通过对老年人基本信息的收集，确定可能引起老年人跌倒的危险因素。

护理员应根据评估结果，指导老年人纠正不健康的生活方式，或改善老年人居住的环境，从而消除危险因素，防止跌倒的发生。具体来说，可以从以下几个方面进行。

（一）增强防跌倒意识

护理员可通过加强防跌倒知识的宣传，帮助老年人增强防跌倒意识。例如，护理员可每周或每个月开展一次防跌倒安全知识讲座，邀请养老机构内的全体老年人参与。

（二）坚持运动

指导老年人坚持参加适宜的体育锻炼，如太极拳、散步等，以增强肌肉力量，提高身体柔韧性和协调性，从而减少跌倒的发生。

（三）合理用药

护理员应与老年人的家属或医生确认老年人服用的所有药物和注意事项，按时提醒或协助老年人服用药物；提前告知老年人用药后的一些副作用（如服用感冒药可能会引起乏力），叮嘱老年人用药后动作宜缓慢，以预防跌倒的发生。

（四）选择适当的辅助工具

护理员应为老年人选择长度合适的手杖，提醒有视觉障碍或听觉障碍的老年人佩戴眼镜、助听器（图 7-9）等。

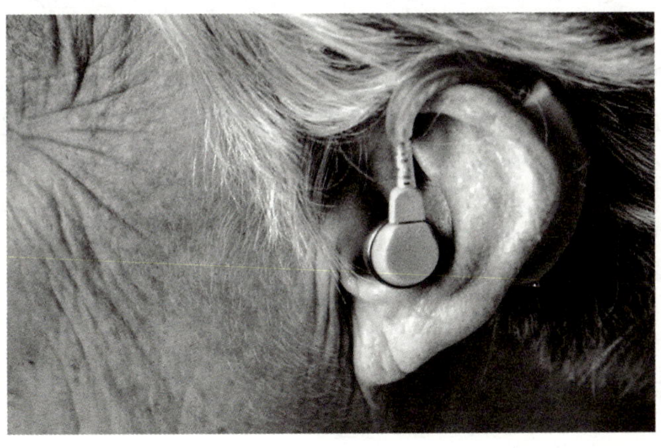

图 7-9　助听器

（五）调整生活方式

护理员应指导老年人调整生活方式，使老年人做到以下几点：

（1）走路时保持步态平稳，尽量慢走，避免爬过陡的楼梯，避免携带沉重物品。

（2）转身、起身或下床时，动作一定要慢。

（3）避免去人多及湿滑的地方。

（4）避免在他人看不到的地方活动。

（5）加强膳食营养，保持均衡饮食，适当补充维生素 D 和钙剂。

（六）营造舒适、安全的居室环境

护理员可从以下几个方面入手，为老年人营造舒适、安全的居室环境：

（1）合理安排室内家具的位置，避免经常移动，将日用品固定摆放在方便老年人取放的位置。

（2）尽量避免地面高低不平，如可将室内的小地毯撤走。

（3）将电线收好或固定在角落，不要将杂物放在经常行走的通道上。

（4）保持地面干燥，拖地后须提醒老年人等地面干燥后再行走。

敬老爱老

老年人智能防摔马甲推出升级版

2023 年 4 月 13 日，由中国航天科技集团有限公司第四研究院第四十二研究所研发的穿戴式智能防护气囊马甲“安护宁”升级版已完成头部、髋部气囊一体化、智能化设计定型，并将大量投入市场，用航天科技为老年人健康护航。

在我国，每年有几千万 65 岁及以上的老年人意外跌倒，而老年人跌倒最容易引起髋部骨折。

这款穿戴式智能防护气囊马甲是将用于研发汽车安全气囊的航天技术进行转化的成果，可以自动检测人体的动作，并在人体落地前打开气囊，为髋部提供缓冲保护。膨胀的气囊在人跌倒时可降低 90%的撞击强度，从而有效地保证老年人的出行安全。

（资料来源：湖北日报网，作者席玲，有改动）

四、老年人跌倒后的处理方法

护理员如果发现老年人跌倒，不要急于扶起，要分情况进行处理。

（一）老年人意识不清

若老年人跌倒后意识不清，护理员应立即拨打急救电话，并进行以下操作：

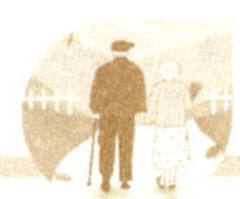

（1）若老年人有外伤、出血情况，应立即止血、包扎并及时将其送去医院诊治。

（2）若老年人呕吐，应将老年人的头偏向一侧，并清理老年人的口腔、鼻腔，保证其呼吸通畅。

（3）若老年人抽搐，为了避免老年人擦伤、碰伤，应在老年人身下垫柔软的物品，必要时可在其牙间垫上硬物，不要硬掰老年人抽搐的身体。

常用人工呼吸方法

（4）若老年人心跳、呼吸停止，应立即进行胸外心脏按压、口对口人工呼吸等。

（二）老年人意识清楚

（1）询问老年人跌倒情况及对跌倒过程的记忆情况，若不能回忆起跌倒过程，则应立即护送老年人去医院诊治。

（2）观察老年人是否口角歪斜、言语不利，询问老年人是否有剧烈头痛、手脚无力等脑卒中症状，若有，则不宜立即扶起老年人，以免加重其病情，而应立即拨打急救电话。

（3）查看老年人有无肢体疼痛、畸形、位置异常等骨折常见症状；询问或查看老年人有无腰部、背部疼痛症状，双腿活动异常及大小便失禁等提示腰椎损伤情形。若有，则应立即拨打急救电话，在等待医护人员的过程中不要随便移动老年人，以免加重其病情。

（4）若老年人有外伤、出血情况，应立即止血、包扎并及时将其送去医院诊治。

（5）若老年人试图自行站起，可协助老年人缓慢起立，坐、卧休息并观察，确认老年人无大碍后再离开。

任务实施

马爷爷跌倒的处理及预防

【背景材料】

马爷爷今年 72 岁，因血糖偏高，马爷爷一直在服用降血糖的药物。一天，马爷爷服用完降血糖的药物，在起身时突然摔倒，护理员小张立即上前查看，发现马爷爷摔跤的地方有一滩水，经询问后发现马爷爷意识清楚，可自行站起，但左侧小腿有擦伤、出血情况。

【实施流程】

（1）学生自由分组，每组两人。

（2）小组成员一人扮演马爷爷，一人扮演护理员小张，进行情景演练。演练内容包括：马爷爷跌倒处理，预防马爷爷再次跌倒。

（3）以小组为单位，在课上进行演练，主讲教师点评，并填写表 7-4 中列举的任务实施评价。

表 7-4　任务实施评价

评分要点	具体要求	总分	得分
情景设计	① 情景设计合理； ② 合理选用道具	10	
基本礼仪	① 衣着整洁，精神饱满； ② 谈吐文雅，举止得体	15	
职业道德	① 爱岗敬业，把为老年人提供优质服务作为第一要务； ② 敬老爱老，在操作过程中充分尊重老年人	15	
专业技能	① 思路清晰，处理方法恰当； ② 预防措施合理、有效； ③ 在操作过程中具备安全意识，圆满完成任务	50	
应急处理	对任务实施过程中出现的意外情况能迅速进行分析并妥善处理	10	

项目自评

1. 填空题

（1）__________是利用人体的腋下部位和手共同支撑的杖类助行工具。

（2）__________具有重量轻、支撑面积大、稳定性好、使用方便等优点，适用于下肢肌力弱、行走时稳定性差但具有良好判断能力和较好视力的老年人。

（3）轮椅主要由__________、车轮、制动装置、__________组成。

2. 选择题

（1）（　　）助行器既有稳定性，也方便推移。

A．两轮　　B．固定式　　C．四轮　　D．三轮

（2）轮椅使用者可用双手驱动（　　），使轮椅前进、后退或转向。

A．大轮　　B．小轮　　C．手轮　　D．握把

（3）老年人走失常见原因，不包括（　　）。

A．生理老化　　B．加强巡视　　C．疾病影响　　D．环境改变

（4）预防老年人跌倒的措施，不包括（　　）。

A．坚持运动　　B．合理用药

C．使用手杖出行　　D．穿着宽大的拖鞋

3. 简答题

（1）简述老年人走失的预防措施。

（2）简述老年人走失后的处理方法。

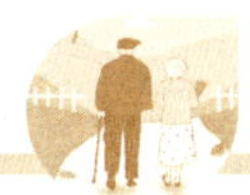

（3）简述导致老年人跌倒的内在因素。

（4）简述老年人跌倒且意识不清的处理方法。

学习成果评价

请开展学习成果评价，并将评价结果填入表7-5中。

表7-5　学习成果评价

<table>
<tr><td>班级</td><td></td><td>组号</td><td></td><td>日期</td><td></td></tr>
<tr><td>姓名</td><td></td><td>学号</td><td></td><td>主讲教师</td><td></td></tr>
<tr><td>项目名称</td><td colspan="5">老年人安全出行照料</td></tr>
<tr><td>评价项目</td><td colspan="3">评价内容</td><td>满分</td><td>评分</td></tr>
<tr><td rowspan="7">理论知识
（40%）</td><td colspan="3">框架式助行器的分类</td><td>5</td><td></td></tr>
<tr><td colspan="3">轮椅的结构</td><td>5</td><td></td></tr>
<tr><td colspan="3">老年人走失的原因分析</td><td>5</td><td></td></tr>
<tr><td colspan="3">老年人走失的预防措施</td><td>5</td><td></td></tr>
<tr><td colspan="3">老年人跌倒的危害</td><td>5</td><td></td></tr>
<tr><td colspan="3">导致老年人跌倒的因素</td><td>5</td><td></td></tr>
<tr><td colspan="3">老年人跌倒的预防措施</td><td>10</td><td></td></tr>
<tr><td rowspan="6">实践技能
（40%）</td><td colspan="3">能够指导老年人使用手杖行走</td><td>5</td><td></td></tr>
<tr><td colspan="3">能够指导老年人使用腋拐行走</td><td>5</td><td></td></tr>
<tr><td colspan="3">能够协助老年人使用框架式助行器行走</td><td>7</td><td></td></tr>
<tr><td colspan="3">能够协助老年人使用轮椅出行</td><td>7</td><td></td></tr>
<tr><td colspan="3">在老年人走失后能够采取正确的处理方法</td><td>8</td><td></td></tr>
<tr><td colspan="3">在老年人跌倒后能够采取正确的处理方法</td><td>8</td><td></td></tr>
<tr><td rowspan="4">综合素养
（20%）</td><td colspan="3">积极参加教学活动，主动学习、思考、讨论</td><td>5</td><td></td></tr>
<tr><td colspan="3">具备良好的学习态度</td><td>5</td><td></td></tr>
<tr><td colspan="3">传承中华传统美德，树立尊老、爱老、敬老、孝老和助老理念</td><td>5</td><td></td></tr>
<tr><td colspan="3">增强对养老护理行业的信心，自觉投身养老护理行业，努力成长为有理想、有责任、有担当的“青春养老人”</td><td>5</td><td></td></tr>
<tr><td colspan="4">合计</td><td>100</td><td></td></tr>
<tr><td>自我评价</td><td colspan="5"></td></tr>
<tr><td>教师评价</td><td colspan="5"></td></tr>
</table>

参考文献

[1] 许晓惠，杜庆．老年人生活照料实用技能［M］．北京：中国劳动社会保障出版社，2018．
[2] 张晓丽．老年人生活照料［M］．北京：北京理工大学出版社，2021．
[3] 人力资源社会保障部教材办公室．养老护理员：初级［M］．北京：中国劳动社会保障出版社：中国人事出版社，2020．
[4] 人力资源社会保障部教材办公室．养老护理员：中级［M］．北京：中国劳动社会保障出版社：中国人事出版社，2020．
[5] 王文焕．老年生活照料［M］．北京：中国人民大学出版社，2015．
[6] 中国营养学会．中国居民膳食指南［M］．北京：人民卫生出版社，2022．
[7] 许福子．老年人生活照料［M］．大连：大连理工大学出版社，2020．
[8] 单奕．老年人生活照料［M］．北京：海洋出版社，2015．
[9] 胡艳宁，吴彬．老年人日常生活照料技术［M］．南宁：广西教育出版社，2018．
[10] 张俊生，卢霞．老年日常生活料理［M］．重庆：重庆大学出版社，2020．